本书由国家社会科学基金项目（批准号：19CRK003）资助出版

李志鹏 著

精准扶贫背景下我国健康扶贫长效机制研究

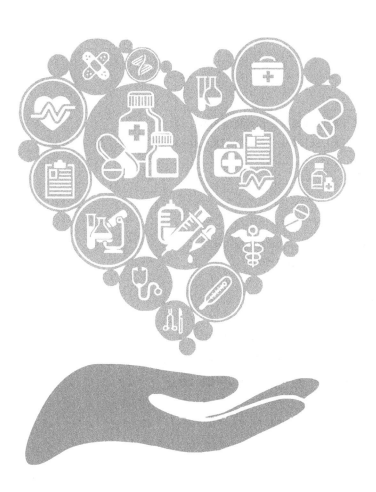

苏州大学出版社
Soochow University Press

图书在版编目（CIP）数据

精准扶贫背景下我国健康扶贫长效机制研究 / 李志鹏著. -- 苏州：苏州大学出版社, 2024.12. -- ISBN 978-7-5672-5110-6

Ⅰ.R197.1

中国国家版本馆 CIP 数据核字第 2024MG0166 号

| 书　　名：精准扶贫背景下我国健康扶贫长效机制研究
JINGZHUN FUPIN BEIJING XIA WOGUO JIANKANG FUPIN CHANGXIAO JIZHI YANJIU
著　　者：李志鹏
责任编辑：吴昌兴
装帧设计：吴　钰
出版发行：苏州大学出版社（Soochow University Press）
社　　址：苏州市十梓街1号　　邮编：215006
网　　址：www.sudapress.com
邮　　箱：sdcbs@suda.edu.cn
印　　装：江苏凤凰数码印务有限公司
邮购热线：0512-67480030　　销售热线：0512-67481020
网店地址：https://szdxcbs.tmall.com/（天猫旗舰店）
开　　本：700 mm×1 000 mm　1/16　印张：11　字数：198 千
版　　次：2024 年 12 月第 1 版
印　　次：2024 年 12 月第 1 次印刷
书　　号：ISBN 978-7-5672-5110-6
定　　价：48.00 元

图书若有印装错误，本社负责调换
服务热线：0512-67481020

目 录

第一章 绪 论 / 001

　　第一节　选题缘起 / 001
　　第二节　研究设计 / 009

第二章 我国健康扶贫的基本事实 / 017

　　第一节　宏观数据分析 / 017
　　第二节　微观测算分析 / 025
　　第三节　大病、慢性病家庭现实保障救助诉求 / 034

第三章 我国健康扶贫的政策变迁历程 / 039

　　第一节　初级卫生保健的政策探索 / 039
　　第二节　基本医疗保险体系的建成 / 041
　　第三节　三重医疗保障体系的建设与完善 / 043
　　第四节　健康扶贫工程的实施 / 044

第四章 城乡医保整合的治理效果评估 / 046

　　第一节　城乡医保整合缓解绝对贫困的效果评估 / 046
　　第二节　城乡医保整合缓解相对贫困的效果评估 / 063
　　第三节　城乡医保整合缓解长期贫困的效果评估 / 079

第五章 健康扶贫工程的治理效果评估 / 097

　　第一节　健康扶贫工程的制度背景 / 097
　　第二节　健康扶贫缓解长期贫困的效果评估 / 099

第六章　社会资本的治理效果评估 / 119

第一节　社会资本治理因病致贫的政策实践 / 119
第二节　社会资本治理因病致贫的实证评估 / 126

第七章　总体结论与对策建议 / 155

第一节　总体结论 / 155
第二节　对策建议 / 162

参考文献 / 169

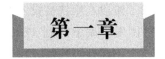

绪 论

第一节 选题缘起

一、研究背景

（一）我国脱贫攻坚历程与杰出贡献

我国的脱贫攻坚历程是一部伟大的发展奋斗史诗，面对规模大、分布广、程度深、发展不平衡的复杂贫困治理局面，始终坚持以人民为中心的发展思想，党和国家带领人民进行艰难的脱贫攻坚探索。20世纪80年代中期，我国的扶贫政策不断调整，从救济扶贫到开发扶贫，再到整村推进、进村入户，以及全面推动精准扶贫，总体上可以分为五个阶段。

第一阶段：1978—1985年，体制改革推动扶贫。1978年改革开放以后，农村农业经营体制改革，伴随着农产品价格放开、乡镇企业发展等诸多政策举措，释放农村生产经营活力。

第二阶段：1986—1993年，认识贫困，面对贫困。1984年9月29日，中共中央、国务院发布《关于帮助贫困地区尽快改变面貌的通知》，要求集中力量解决十几个连片贫困地区的问题，民族地区贫困复杂现状尤为突出，依靠当地人民自己的力量，探索改变贫困地区落后面貌的根本途径，只有发展生产。1985年中国农村人均纯收入200元以下的贫困人口有1.25亿，1986年国家正式成立国务院贫困地区经济开发领导小组，1993年更名为国务院扶贫开发领导小组。此后，我国农村扶贫工作思路从过去分散式、单纯救济式扶贫，转变为由国家统一管理、统一协调政策规划并组织实施的大规模开发式扶贫，增强贫困地区当地经济发展活力。

第三阶段：1994—2000年，持续投入，效果与问题并存。1994年国家出台《国家八七扶贫攻坚计划（1994—2000年）》，"八七"的含义，即集中各种力量力争从 1994 年到 2000 年，解决全国农村 8 000 万贫困人口的温饱问题，7 年间中央累计将年度财政的 5%~7%，接近 1 127 亿元财政投入扶贫工作，相当于第二阶段八年扶贫投入的 3 倍，农村贫困人口下降接近 5 000 万人，农村贫困发生率下降到 3%左右。但与此同时产生的问题也很明显，由于国家持续不断地投入财政扶贫资金，地方政府扶贫工作开始转变，向国家争取扶贫资源的倾向十分明显，很多贫困县的资金投入并没有使贫困人口本身增收，反而增加非贫困人口的收入[①]。

第四阶段：2001—2012 年，从县到村，整村推进。地方政府为了保住和争取国家级贫困县待遇而展开激烈竞争，中央政府立足推进社会主义新农村建设的目标，于 2001 年确立中西部贫困落后地区为扶贫重点区域，在 592 个国家扶贫工作重点县的基础上，选定约 14.8 万个贫困村，扶贫工作重点与瞄准对象开始逐步从县向村转变，实现整村推进的扶贫战略。2007 年建立农村最低生活保障制度，整村推进也是开发式扶贫的重要延伸。同时，扶贫工作的重心也发生转变，不仅要关注绝对贫困和收入贫困，还要关注相对贫困，以及包含卫生、教育和生活水平的多维贫困。2001 年，《中国农村扶贫开发纲要（2001—2010 年）》正式实施，确立扶贫工作基本方针，即通过发展生产力，提高贫困农户自我积累、自我发展能力。整村推进政策的确让贫困村的非贫困户收入和消费显著增长，但贫困户获益比较有限，因此扶贫策略需要将个人扶贫与区域发展结合起来，让更多贫困地区的贫困人口受益。

第五阶段：2013 年至今，精准扶贫。在早期由于贫困人口众多，确定贫困家庭扶贫瞄准工作耗时费力，采取区域式开发扶贫，是当时全面扶贫适宜的政策选择。贫困人口只有几千万时，扶贫工作方式、策略逐步调整和完善，为精准扶贫的实施提供重要历史契机。2011 年，国家颁布《中国农村扶贫开发纲要（2011—2020 年）》，明确提出贫困人口扶贫标准，要求"到 2020 年扶贫对象不愁吃、不愁穿，保障其义务教育、基本医疗和住房"，以及对医疗资源相对匮乏的贫困地区做出具体的扶贫部署。中央扶贫开发会议确定农村贫困标准为按照 2010 年价格水平每人每年 2 300 元，贫困人口约为 1.28 亿人。中国未来扶贫面临的最大挑战之一是扶贫瞄准问题，降低扶贫投资的减贫效应，扶贫政策项目的投入对贫困人

---

① 汪三贵. 脱贫攻坚与精准扶贫：政策和实践[M]//李秉勤, 房莉杰. 反贫困：理论前沿与创新实践. 北京：社会科学文献出版社，2019：89-130.

口瞄准效果并不理想。为了解决扶贫瞄准的问题，党的十八大以后精准扶贫成为扶贫工作的中心指导思想。2013年11月，习近平总书记在湖南湘西花垣县十八洞村考察时，提出"扶贫要实事求是，因地制宜，要精准扶贫，切忌喊口号，也不要定好高骛远的目标"。① 精准扶贫思想深入全国各个层面具体扶贫工作当中，各地方政府基层结合本地贫困实际情况，开始精准扶贫政策的实践探索。2014年1月，中共中央办公厅、国务院办公厅印发《关于创新机制扎实推进农村扶贫开发工作的意见》，提出建立精准扶贫工作机制，作为创新扶贫开发工作机制的组成。2014年5月，国务院扶贫开发领导小组办公室（以下简称"国务院扶贫办"，2021年2月更名为国家乡村振兴局）印发《建立精准扶贫工作机制实施方案》，进一步具体落实精准扶贫相关工作，目的是引导各类扶贫资源优化配置，进村到户，逐步构建精准扶贫工作长效机制，为科学扶贫铺垫坚实的政策制度基础，具体包括对贫困村和贫困户精准识别、精准帮扶、精准管理和精准考核。2015年12月，中共中央、国务院发布了《关于打赢脱贫攻坚战的决定》，指出把精准扶贫、精准脱贫作为扶贫攻坚的基本方略。

我国一直保持财政对扶贫工作的高投入。1980年中央财政专项扶贫资金为8亿元，2010年为222.68亿元②，随后国家对扶贫的财政支持力度进一步加大，2022年已达1 650亿元③。我国减贫战略取得了举世瞩目的伟大成就，对全球减贫事业做出巨大贡献。1981—2017年，按照世界银行每人每天1.9美元贫困标准，中国的扶贫政策让2 400万人摆脱贫困，世界平均每年减少3 400万贫困人口，中国减贫人口数量为世界摆脱极端贫困总人数贡献了四分之三以上④。

改革开放以来，按照2010年价格水平农村人均纯收入2 300元扶贫标准，2015年农村贫困人口为5 575万人，相比于1978年的情况，减少了92.8%，同期农村贫困发生率从97.5%下降到5.7%。2017年年底，全国农村贫困人口为3 046万人，贫困发生率为3.1%，相比于2016年年底减

---

① 中国政府网. 习近平叮嘱土家族群众：好好干、有奔头[EB/OL].(2013-11-04)[2024-03-04].https://www.gov.cn/ldhd/2013-11/04/content_2521045.htm.

② 《中国扶贫开发年鉴》编辑部. 中国扶贫开发年鉴2020[M]. 北京：知识产权出版社，2020：1023-1024.

③ 中国政府网. 中央财政安排乡村振兴补助资金1 650亿元 同口径较去年增长5.4%[EB/OL].(2022-03-22)[2024-03-04].https://www.gov.cn/xinwen/2022/03/22/content_5680378.htm.

④ 国务院发展研究中心，世界银行. 中国减贫四十年：驱动力量、借鉴意义和未来政策方向[M]. 北京：中国发展出版社，2022.

少 1 289 万人,贫困发生率降低了 1.4%。2019 年贫困人口为 551 万人,贫困发生率仅为 0.6%。依据历年农村扶贫标准,农村贫困发生率和贫困人口都呈现稳步下降的趋势,如图 1.1.1 所示,我国农村居民 7.7 亿人摆脱贫困。中国实现人类历史上最大规模的减贫,成为世界上减少贫困人口最多的国家,率先实现联合国千年发展目标,为全球减贫事业贡献了巨大力量,得到全世界的广泛赞誉。

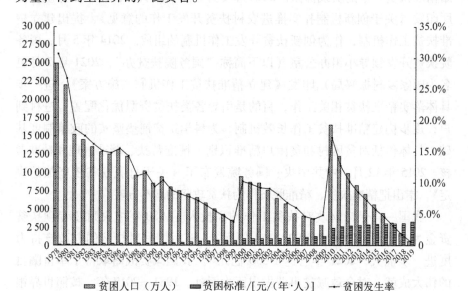

图 1.1.1　我国 1978—2019 年贫困人口、贫困标准与贫困发生率[1][2]

（二）医疗保险扩大覆盖的建设成就

我国政府一直以来将保障人民的安全感作为首要民生目标,以全覆盖、保基本、多层次、可持续为基本方针,通过持续制度创新和管理提升,不断推进多层次社会保障体系的建设。过去几十年间,我国社会保障覆盖取得巨大的进步。我国基本医疗保险建设的早期,1993 年农村居民医疗保险的覆盖率仅有 15.9%,城镇居民的医疗保险覆盖率为 72.7%,呈现明显的城乡差别。由于旧农村合作医疗制度的瓦解,以及城镇国有经济转轨转型,农村和城镇医疗保险覆盖率逐年下降。1998 年,我国基本医

---

[1]《中国扶贫开发年鉴》编辑部. 中国扶贫开发年鉴 2020 [M]. 北京:知识产权出版社,2020:1005.

[2]《中国扶贫开发年鉴》编辑部. 中国扶贫开发年鉴 2016 [M]. 北京:知识产权出版社,2016:747.

疗保险的城乡合计覆盖率仅为23.6%，农村降低到12.7%，城市仅为55.9%。1998年至2003年，医保覆盖率进一步下降，城乡合计下降到22.1%，城市下降速度较快，仅为49.4%，农村进一步下降为12.6%①。1998年，城镇职工基本医疗保险制度逐渐完善。2003年、2007年，国家相继建立新型农村合作医疗和城镇居民基本医疗保险制度，政府持续对两项城乡居民基本医疗保险的筹资提供财政补贴。2007年，财政医疗卫生支出为1 989.96亿元，仅占财政总支出的4%，卫生总费用为11 573.97亿元，占GDP的4.29%。2022年，财政医疗卫生支出为22 536.72亿元，占财政总支出的比例已上升至8.65%，卫生总费用为85 327.49亿元，占GDP的比例已上升至7.08%。随着政府不断加大医疗卫生领域的财政投入力度，城乡居民的医疗保险覆盖率不断上升。2008年，城乡合计医保参保率已经达87.1%，农村医保覆盖率达到92.5%，城市也逐渐上升为71.9%。近些年医保覆盖率上升尤为明显，2013年数据显示城镇居民医疗保险覆盖率为97.3%，农村居民的医疗保险覆盖率为92.8%，最终合计覆盖率为95.1%。截至2022年，全国基本医疗保险参保人数约为13.46亿人，参保率稳定在95%以上②。从上述宏观数据来看，我国基本医疗保险已形成广泛覆盖的基本事实，初步建立覆盖全体国民的基本医疗保险体系。

二、提出关键研究问题

在国家持续实施扶贫战略并取得显著成就的背景下，伴随着不断推进"广覆盖"的基本医疗保险，以及对医疗卫生事业的持续投入，我国也出现了另外一种情况，那就是"高比例"的因病致贫。近些年来，广大人民群众因重大疾病致贫的事例时常出现在各种新闻媒体报道中，因病致贫、因病返贫一直是引起全社会广泛关注的重要民生话题。2016年4月28日，国务院扶贫办和国家卫生和计划生育委员会（以下简称"国家卫计委"，2018年更名为国家卫生健康委员会）联合推进针对农村建档立卡的贫困人口因病致贫、因病返贫的调查指出，根据现有的数据显示，截至2013

---

① 国家卫生计生委统计信息中心.2013第五次国家卫生服务调查分析报告［M］.北京：中国协和医科大学出版社，2015.
② 国家医疗保障局.2022年全国医疗保障事业发展统计公报［EB/OL］.（2023-07-10）［2024-03-04］.http://www.nhsa.gov.cn/art/2023/7/10/art_7_10995.html.

年,因病致贫、因病返贫的贫困户有1 256万户,占建档立卡贫困户总数的42.4%①,在不同地区,疾病作为致贫原因,居诸多致贫原因的首位,因病致贫是扶贫攻坚的一大难题。在2015年根据对贫困人口建档立卡"回头看"数据,这一比例已经上升至44.1%②,两年间增加了1.7%,因病致贫发生率不降反升。国务院扶贫办的调查数据显示,全国现有的7 000多万贫困人口中,将近3 000万属因病致贫③,占比42%以上。因病致贫比例近些年来呈现居高不下的趋势,可见健康扶贫的整体形势十分严峻。

因病致贫、因病返贫作为关系社会福祉的重要民生问题引起党和国家的高度重视。2015年12月7日,中共中央、国务院发布《关于打赢脱贫攻坚战的决定》,指出实施健康扶贫工程,保障贫困人口享有基本医疗卫生服务,努力防止因病致贫、因病返贫。为贯彻落实中共中央、国务院关于打赢脱贫攻坚战的重要战略部署,2016年6月21日,十五部门联合发布《关于实施健康扶贫工程的指导意见》,制定健康扶贫工程的重点任务分工和工作进度安排。在2016年10月25日,中共中央、国务院印发《"健康中国2030"规划纲要》,其中第八章和第十一章分别指出,在健康扶贫方面,实施健康扶贫工程,加大对中西部贫困地区医疗卫生机构建设支持力度,提升服务能力,保障贫困人口健康。在大病重病医疗保障方面,进一步健全重特大疾病医疗保障机制,加强基本医疗保险、城乡居民大病保险、商业健康保险与医疗救助等的有效衔接。

为了巩固脱贫攻坚的胜利成果,让贫困人口从根本上摆脱贫困,实现贫困人口和贫困地区同全国一起进入全面小康社会的承诺,保障扶贫对象享有基本医疗服务,使其达到全国平均水平的总体目标。治理因病致贫、因病返贫是国家层面实现全面健康扶贫必须面对的艰巨问题。当前阶段从贫困治理的角度,探索健康扶贫的有效治理思路,并且提出应对"广覆盖"的医疗保险和"高比例"的因病致贫并存现象的健康扶贫措施与政

---

① 新华社.贫困人口近半因病致贫 我国启动相关调查工作[EB/OL].(2016-04-28)[2024-06-03].https://www.gov.cn/xinwen/2016-04/28/content_5068915.htm.
② 新华社.贫困户中超四成因病致贫、因病返贫[EB/OL].(2016-06-21)[2023-12-04].http://www.gov.cn/xinwen/2016-06/21/content_5084210.htm.
③ 新华社.近3 000万因病致贫群众如何脱贫?——代表委员建言扫清脱贫路上最大"拦路虎"[EB/OL].(2016-03-21)[2023-12-04].http://news.xinhuanet.com/politics/2016lh/2016-03/12/c_1118312419.htm.

策建议，探索全面健康扶贫的长效政策机制，是政府和学术界持续关注与研究的重要议题。

因此，本书主要关注以下核心问题。第一，我国健康扶贫的基本事实是什么？因病致贫和灾难性卫生支出发生率与深度、卫生总费用支出结构的长期趋势是什么？大病重病、慢性病家庭最迫切的保障救助诉求是什么？第二，政府治理因病致贫的主要政策方式是医疗保险，城乡医保整合治理因病致贫的政策效果如何？第三，健康扶贫工程的实施是否实现其政策收益，即缓解农村贫困人口长期贫困、健康衰退的双重困境？是否避免其理论政策成本，即引发潜在的事前和事后道德风险？第四，社会治理更多地关注社会资本的构建，发挥其赋权增能的功能与作用，进而实现对医疗保障的有益补充，不同维度的社会资本是否可以起到缓解因病致贫的作用？在基层社区和政府民政部门的具体政策实践经验是什么？这些问题的回答有利于丰富和扩展我国健康扶贫的政策思路，对于直面我国脱贫攻坚的重大挑战、巩固国家扶贫战略的伟大成果，具有重要的理论意义和实践意义。

三、国内外相关研究的学术史梳理及研究动态

重大疾病对家庭产生医疗负担形成的经济风险，阻碍人力资本有效积累，并阻碍经济社会的民生发展。低收入国家更多依靠患者自付医疗费用，对医疗卫生保健进行筹资，弱势家庭被排除在医疗卫生体系之外，并导致就医家庭面临财务困难和贫困风险。世界卫生组织对89个国家的调查表明，全球每年有1.5亿人因支付卫生服务费用而遭受财务灾难，导致家庭发生灾难性卫生支出，其中一个重要原因是医疗保险预付机制的缺失，这对低收入国家影响较大，但高收入国家也面临相似情况，大额医疗支出形成债务是个人破产的主要原因，几乎占据60%以上。健康风险对农户家庭的影响体现在两个方面：一是在短期将直接导致家庭收入的降低，患病个人劳动能力丧失，其他家庭成员提供照料形成收入损失的机会成本；二是在长期家庭消费和配置资产行为受到健康冲击的影响，家庭为应对治疗疾病形成大额费用支出，会减少在农业生产设备固定资产的投资，甚至挤占子女在教育人力资本投资的支出，导致下一代获取收入的能力不足，形成代际贫困，落入贫困陷阱。实证研究的结果表明，一是健康人力资本对农村居民收入有重要影响。健康冲击是由疾病引发大额医疗支出形成的经济风险，健康冲击与收入之间存在相互影响。健康冲击对农户收入

影响持续时间长达12年，平均来看将使农户人均纯收入降低5%~6%。农户收入增长促使中国农村贫困率逐年下降，教育和健康形成的人力资本作用明显，健康与教育相比更能促进收入差距缩小，提高农民的健康水平对农村减贫具有重要意义。二是健康冲击将导致健康投资不足，加剧贫困脆弱性。健康冲击影响个体收入和财富约束，使个体更偏重当期消费，而对健康投资不足，贫困和低收入弱势人群面对健康冲击，很可能落入贫困陷阱。制定治理因病致贫的措施时应注意：一是因病致贫需要在精准扶贫视角下构建经济政策和社会政策相互促进的多层次治理体系，提升贫困治理的整体效果，并基于精准扶贫的理念，以建档立卡进行管理，引入社会工作，推进分级诊疗，发挥基层医疗卫生服务机构的作用；二是以个人健康风险为起点，对因病致贫的现状、疾病与贫困之间的关系进行阐述，并基于家庭应对直接和间接医疗经济负担策略分析框架，分析健康冲击对农户贫困的影响，再将医疗保险和社会网络分别作为正式和非正式的风险应对策略进行评估；三是因病致贫的有效治理涉及多方利益分配，迫切需要政府、市场、社会、公民等多元主体参与贫困治理问题，应当充分激发不同主体参与因病致贫的治理过程。

在城镇职工医保方面，医疗保险制度显著降低医疗经济负担，提高参保人群的医疗服务利用。城镇职工医保降低医疗负担的作用高于其他医疗保险形式。享有医疗保险的老人自付医疗支出比没有医疗保险的老人低43%，但医疗总支出比没有医疗保险的老人高20%~30%。在城镇居民医保方面，城镇职工医保促进居民享有医疗卫生服务，同时在没有显著增加医疗经济负担的情况下，提升了居民健康水平，并且对社会经济地位处于弱势的群体的作用更为明显。在新型农村合作医疗（以下简称"新农合"）方面，广覆盖的新农合并没有降低个人的自付费用，也没有增加对医疗服务利用和健康促进。在城乡医保整合的政策评价方面，城乡医保统筹促进门诊的机会平等，但在住院机会平等方面作用不显著。

世界银行较早关注社会资本与减贫的相关研究，社会资本缓解因病致贫的内在机制如下：（1）在正式金融融资机制缺失的情况下，贫困低收入群体通过亲友之间经济往来、借贷关系形成一种非正式的保险机制，促进医疗服务的可及性，在一定程度上减少了有病不医的情况；（2）通过社会网络和社区层面的社会资本，即通过亲缘、血缘和地缘形成的社会关系，获取亲友和社区邻居成员的帮助与支持，增进沟通，促进情感交流，改善心理和生理的健康状态；（3）参与社区内部组织活动，可以促进广泛的信息分享和社会活动，社区集体组织的社会资本能够促进获取健康信息，增加活动机会及提供情感支持，当个体的家庭面临健康冲击引发经济风险时，社会资本提供信息分享，可以有效降低家庭寻求、匹配就医方案和获得政府、社会救助的信息成本。

对于构建健康扶贫的治理体系，一是应构建完整的理论分析框架，通过宏观与微观数据测算并分析，明确我国健康扶贫的基本事实；二是近些年来我国基本医疗保险制度在筹资、待遇、保障范围及药品目录等方面发生很大变化，政策制度持续优化完善，城乡居民基本医疗保险整合、健康扶贫工程的实施，都会影响医疗保障体系的减贫作用，应结合医疗保障体系的最新变化来评估健康扶贫的作用与效果；三是更多研究关注社会资本的减贫作用，缺乏对不同类别的社会资本进行区分，更没有从不同层面构建更丰富的社会资本指标体系来阐述社会资本对治理因病致贫的赋权增能的作用，也缺乏对基层社区和地方政府政策的实践典型经验的总结。

第二节　研究设计

一、研究内容

（一）明确我国健康扶贫的基本事实

首先，从宏观角度，整体上对我国因病致贫、城乡医疗经济负担，以及个人现金支出与卫生总费用比例结构的现状进行统计分析，指出现阶段发展趋势与城乡差异的主要特征。其次，从微观角度，运用世界卫生组织测算方法和我国代表性大型微观数据库，对家庭灾难性卫生支出和因病致贫的发生率、程度，以及因经济困难有病不医的现实情况，进行测算分析。最后，通过入户访谈大病、慢性病家庭，掌握困难家庭最直接的医疗保障、社会救助现实诉求，补充分析宏观和微观数据测算无法充分反映因病致贫家庭的异质性特征，进一步明确我国健康扶贫的基本事实，从而为下一步评估政策的治理效果铺垫事实基础。

（二）评估城乡医保整合与健康扶贫工程的治理效果

从政府治理的角度看，医疗保障体系对全体国民的可及性是民生保障的关键，更是治理因病致贫的首要目标。一是促进基本医疗保险制度的公平性。利用城乡医保整合政策在各地方逐步试点展开而形成的政策识别机会，评估城乡医保整合对绝对贫困、相对贫困、长期贫困的政策效果，分析论证改善医保便携性,从而改善劳动供给和健康投资预期的政策影响机制,剖析一制一档和一制多档的益贫效果。二是实现健康扶贫工程对贫困人口重点干预的可持续性政策机制。评估健康扶贫工程实施的政策收益,即缓解长期贫困和健康衰退状况、促进医疗服务利用、降低个人医疗费用自付支出。同时,评估政策成本,包括事前和事后的道德风险,为建立健康扶贫工程的长效政策机制提供政策评估依据,最终助推医疗保障"保基本、保大病、托底线"与健康扶贫工程"重点干预"协同治理因病致贫问题。

(三)评估社会资本的治理效果

为了实现健康扶贫长效治理的民生目标,政府治理发挥着重要的保障作用,社会治理的协同支撑作用也非常关键。从社会治理角度看,社会资本对贫困弱势群体实现赋权增能,助力其脱贫脱困的能力培育与获取信息资源。一是评估不同类型社会资本的影响。当家庭成员面对健康风险导致的经济风险时,一方面应将医疗保障作为正式保护措施,另一方面也应积极寻求非正式保护机制。社会资本可以帮助因病致贫家庭获取外部经济社会资源与信息,实现对医疗卫生服务的可及性,避免陷入有病不医的困境。社会资本分为结型社会资本和桥型社会资本。结型社会资本通过亲缘关系链接相同阶层、社会经济地位形成的社会交往,形成相互保险机制,缓冲健康风险的影响。桥型社会资本通过与不同阶层、社会经济地位的社会交往,实现更广泛的资源交换和信息分享,缓解重大疾病对家庭的冲击和影响。区分两者的作用与功能对于建立普惠长效的健康扶贫政策具有积极意义。二是探索社会资本通过健康改善从而缓解因病致贫的影响机制,即社会资本除了提供非正式保护机制之外,还能潜在地改善健康绩效,从而为事前预防和改善因病致贫提供重要政策治理思路。三是走访大病、慢性病家庭,基层社区和地方政府民政部门,总结以"五社联动、智慧救助"为典型代表的现实政策实践经验,有效实现对贫困弱势群体的社会资本培育,助力困难家庭链接外部医保救助政策信息、社会企业慈善资源,改善和缓解因病致贫、因病返贫的艰难处境。

(四)总结政府和社会共同治理因病致贫的对策思路

首先,从宏观与微观数据测算分析、调研大病、慢性病家庭现实诉求、治理政策历程回顾等方面,明确我国健康扶贫的基本事实。其次,聚焦政府治理因病致贫在于促进医疗保障体系的公平性,评估城乡医保整合和健康扶贫工程的政策效果。从社会治理的角度看,评估不同类型社会资本的赋权增能作用,以及其改善健康和医疗服务利用的影响机制。最后,总结凝练,提出建立健康扶贫长效政策机制的建议。

二、研究框架

研究框架如图1.2.1所示。

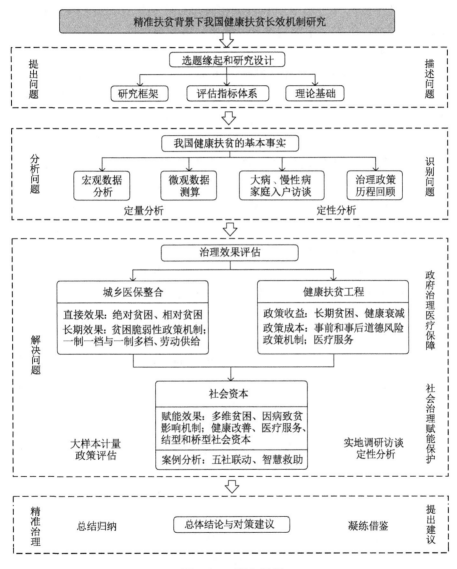

图1.2.1 研究框架

三、研究数据、研究方法和指标选取

(一) 研究数据

1. 宏观统计年鉴数据

宏观层面的数据分析主要采用年鉴数据和政府统计公报数据，包括《中国统计年鉴》、《中国卫生和计划生育统计年鉴》、五次《国家卫生服务调查报告》、历年《中国扶贫开发年鉴》等宏观数据。

2. 微观抽样调查数据

(1) 中国健康与养老追踪调查 (China health and retirement longitudinal study, CHARLS)。CHARLS 是由武汉大学和北京大学共同参与的大型跨学科调查项目，是国家自然科学基金委资助的重大项目。该项目面向中国 45 岁及以上中老年人家庭和个人，旨在形成一套全面且完整的高质量微观数据，推动健康老龄化等学科的研究和发展，为公共政策的制定提供研究基础。CHARLS 的问卷设计参考国际微观数据库经验，包含丰富的人口统计、家庭结构、收入、消费、资产、养老、工作、退休、健康、医疗等方面信息。2011 年开展全国基线调查，2013 年、2015 年、2018 年、2020 年分别开展了全国基线样本的总计五期的追踪调查，其中 2014 年组织并实施"中国居民生命历程调查"、2016 年开展"共和国初期基层经济历史调查"两项全国性专项访问，其基线样本已覆盖全国 28 个省（市、自治区），以及 150 个县级单位、450 个村级单位，总计 1 万户家庭中的 1.7 万名受访者。

(2) 中国家庭追踪调查 (China family panel studies, CFPS)。CFPS 是一项大规模、跨学科的全国代表性微观数据调查，涵盖家庭经济福利、家庭结构与关系变迁、人口流动与劳动供给、教育成果与医疗健康等诸多研究主题，旨在反映我国社会经济、健康教育等领域的重要变迁，为公共政策评估提供坚实的数据基础。CFPS 样本覆盖 25 个省（市、自治区），目标样本规模为 16 000 户，调查对象包含样本家庭中的全部家庭成员。2008 年、2009 年两年中 CFPS 在北京、上海、广东三地分别开展了初访与追访的测试调查，并于 2010 年正式开展访问。已公布的数据包括 2010 年、2012 年、2014 年、2016 年、2018 年、2020 年六期连续追踪数据。

众多人文社科和跨学科学术研究依托 CHARLS 和 CFPS 数据获得高质量的学术成果，这两种调查数据在学术界建立了高度认可的学术声誉。

(二) 主要研究方法

1. 定性分析

(1) 文献分析。梳理国内外医疗保险、社会资本治理因病致贫的理论与实证研究文献，基于已有的研究基础，构建本研究的理论分析与实证评估框架。

(2) 访谈案例分析。走访患有大病、慢性病的困难家庭和边缘贫困家庭，选取典型案例，了解因病致贫家庭的现实保障救助需求，总结医疗保障、社会救助、慈善帮扶协同治理因病致贫的成效与经验。

2. 定量分析

(1) 统计分析。依据世界卫生组织评价指标和可得数据，对历年宏观数据和微观连续追踪数据进行统计分析，反映我国健康扶贫的基本事实。

(2) 计量政策评估分析。根据被学术界广泛认可的实证分析方法，确保评估方法的内部有效性，并采用大样本微观计量评估，确保评估效果结论的外部有效性。

(三) 指标选取

健康扶贫评估直接指标和间接指标分别见表 1.2.1 和表 1.2.2。

表 1.2.1 健康扶贫评估的直接指标

类型	直接指标	指标说明
绝对贫困	贫困发生率	农村贫困线为年人均纯收入 2 300 元（2010 年不变价），城市贫困线采用城市低保标准
相对贫困	灾难性卫生支出发生率和密度	一是家庭医疗自付费用超过家庭可支付能力的 40%（家庭可支付能力是指家庭总消费支出扣除必需食品的支出）；二是家庭医疗自付费用占家庭总消费支出的比例。临界值分别设定。密度是指已发生灾难性卫生支出的家庭，医疗支出份额超过临界值的平均程度
相对贫困	因医疗支出致贫发生率和密度	家庭人均消费支出高于贫困线，但扣除人均医疗支付支出后，跌入贫困线的情况。密度是指已发生因医疗支出致贫的家庭，跌入贫困线以下的水平
长期贫困	贫困脆弱性	家庭在未来一期跌入贫困线以下的概率
长期贫困	多维贫困	健康、教育、生活水平、社会保障四个维度，细分为 14 个指标，更强调因病致贫的权重

续表

类型	直接指标	指标说明
健康测量	自评健康	受访者对自身健康状态的评估
	抑郁测量（CES-D10）	通过10个关于情绪感受的具体问题，进行赋值加总得分
	认知能力（MMSE）	询问受访者当日年月日是否正确，星期、季节记忆是否正确，以及自评记忆、词汇记忆、数字计算、绘图等共计30题，进行赋值加总得分

表1.2.2 健康扶贫评估的间接指标

	间接指标	指标说明
宏观指标	城乡居民医疗经济负担	城乡人均医疗保健支出占消费支出的比例
	因经济困难未就诊、未住院比例	未就诊、未住院人群中因经济困难所占比例
	政府卫生支出占GDP比例	衡量国家层面对健康扶贫的总体投入
	个人现金支出占卫生总费用比例	

四、理论基础

贫困治理问题一直是国家治理的重要民生议题。我国宣布战胜绝对贫困之后，依然面临相对贫困治理问题。相对贫困不仅持续时间更长，而且解决难度更大，因病致贫、因病返贫就是相对贫困的重要表现形式。党的十九届四中全会提出，坚决打赢脱贫攻坚战，巩固脱贫攻坚成果，建立解决相对贫困的长效机制。显然，建立健康扶贫长效机制，也是建立解决相对贫困长效机制的重要组成部分。健康贫困治理的本质是要实现和保障贫困人口的生存权和发展权，这必然蕴含着保障基本的生命健康权。面对因病致贫、因病返贫的现实挑战，必须解决治理过程中公共政策的碎片化问题，立足大国人口贫困治理的基本国情，依据治理规则和制度层面的内在含义，包括以权威制定的正式制度和以共同利益诉求为基础的非正式规范，建立整体性贫困治理格局。因此，针对因病致贫、因病返贫问题，需要构建政府治理和社会治理双重驱动的治理结构。

第一章 绪 论

社会治理本身蕴含多方治理主体协商参与公共事务，政府治理有序引导社会多方力量参与因病致贫返贫的治理过程，最终形成"多主体协同合作，达善治"的社会治理局面。这一过程包含正式和非正式的规则制度，公平正义是公共事务追求的重要目标。政府作为因病致贫的治理关键主体，保障正式和非正式制度规则的公平性是实现有效贫困治理的重要理念。政府治理的关键措施是保障公民平等获取和享有医疗保险，保证医疗保险制度规则的公平性，同时激发社会力量广泛地参与因病致贫的社会治理，保障参与规则的公平性。

公共部门和私人部门之间是协作互动与合作共赢的关系，政府治理和社会治理是相互协调、持续合作的互动过程。只有这样，健康扶贫才能得到更为广泛的关注与解决。中共十八届三中全会通过《关于全面深化改革若干重大问题的决定》，强调创新社会治理，必须着眼于维护最广大人民根本利益，最大限度增加和谐因素，增强社会发展活力，提高社会治理水平。社会组织基于共同利益诉求制定相应的非正式规范和制度，只有在政府有序引导和监管下，才能激发社会活力，促进公共事务的有序治理。同时，政府的有效治理也需要第三方的客观评估与积极回应，进而提升治理质效。只有政府治理和社会治理协同推进，才能从根本上实现全面健康扶贫，有效治理因病致贫，进而巩固脱贫攻坚的胜利成果。

还应立足以往积累的绝对贫困治理经验，以促进社会公平正义、增进人民福祉为基本治理原则，围绕健康扶贫长效治理目标，针对贫困治理建立有效共治协作、兼顾公平效率的政策组合。通过世界卫生组织专注于结果产出的全民健康覆盖分析框架[1]，可以梳理出健康扶贫治理过程中的投入、产出、影响之间的效果关系，详见表1.2.3。基层政府的力量投入，结合大数据信息技术平台，助力对因病致贫返贫家庭的精准识别，进而及时响应并救助，早期预防干预，实现"少生病，能去看病"；完善基本医疗保险、大病保险、医疗救助三重保障的有效衔接，确保家庭在遭受健康冲击导致经济风险时得到财务保护，实现"看得起病"；加大对医疗卫生资源的财政投入，实现对医疗卫生基础设施的持续投资，推进专项健康扶贫工程，建设并完善以初级保健为核心的医疗服务体系，实现"看得上病，看得好病"；优化公共政策组合，促进社会力量参与治理过程，增强

---

[1] 世界卫生组织.2013年世界卫生报告：全民健康覆盖研究［R］.日内瓦：世界卫生组织，2010：7-9.

治理力量；推动惠民宝、商业健康补充保险、互助保险的建设，助力多层次医疗保障体系的形成，实现医疗保障体系的深化发展；引入专业社会工作和志愿服务，为困难家庭提供就医信息指导、救助申请援助、社会资源对接等服务，实现赋权增能，提升家庭摆脱贫困的能力；积极引导慈善帮扶与大病众筹平台良性发展，促进社会慈善力量的协同增效，实现治理力量的整合。通过构建多主体的治理结构，有序推进治理过程的各个环节，形成可持续的健康扶贫长效政策机制，最终实现困难家庭健康绩效改善和提升的治理目标。

表1.2.3 健康扶贫的治理主体、治理过程、治理目标

治理主体	治理过程			治理目标
	投入	产出	影响	
政府治理	基层政府单位力量	困难家庭的精准识别与早期预防干预	少生病	① 健康绩效提升；② 形成健康扶贫长效机制
	大数据信息平台建设	医疗保障与社会救助的及时响应	能去看病	
	三重保障制度完善	三重保障有效覆盖	看得起病	
	医疗卫生资源筹资	医疗服务财政保障	看得上病	
	医疗卫生、基础设施投入	医疗服务质量、安全性与可及性提升	看得好病	
	健康扶贫工程、对口援助帮扶	以初级保健建设为中心，医疗服务能力提升	医疗服务体系的建成与完善	
	协同引导社会力量	多主体参与治理过程	治理力量加强	
社会治理	惠民宝、商业健康补充保险、互助保险	多层次医疗保障体系建设	保障体系优化	
	专业社会工作服务	就医信息指导、救助申请援助、社会资源对接	就医过程的全面救助与帮扶	
	社会慈善帮扶救助	社会力量协同	治理力量整合	

第二章

我国健康扶贫的基本事实

本章通过宏观数据分析,微观数据测算,大病、慢性病家庭入户调研,反映我国健康扶贫的基本事实。一是对宏观数据进行搜集整理,分析我国因病致贫的整体宏观状况。1998年至2008年的因疾病损伤致贫数据,来源于第二、三、四次国家卫生服务调查分析报告公布数据;2013年以后,根据不同官方媒体新闻报道,整理国务院扶贫办公布的贫困人口建档立卡数据,梳理出因病致贫人口占贫困人口比例的数据。依据国家统计局公布的数据,采用人均医疗保健支出占消费性支出的比例来衡量城乡居民医疗经济负担,呈现医疗负担的长期趋势。通过政府卫生支出占GDP的比例,反映我国在医疗卫生领域总体财政投入情况。同时,结合世界卫生组织对多国的比较研究结果,确定灾难性卫生支出可以达到忽略不计的标准,分析我国个人现金卫生支出占卫生费用比例的长期趋势。根据国家卫生服务报告,整理因经济困难未就诊、未住院比例的数据,但数据仅公布到2013年。因此,进一步对CHARLS数据中2011年、2013年、2015年、2018年因经济困难未就医的数据进行计算、分析、推断,呈现因病致贫数据无法反映的有病不医的情况。二是对微观数据进行测算分析,反映因病致贫的整体趋势和特征。根据世界卫生组织的测算分析方法,采用CFPS数据,计算灾难性卫生支出和因医疗支出致贫的比例及强度。三是通过实地调研、入户走访大病、慢性病代表性困难家庭,深入了解因病致贫家庭的现实处境。通过倾听因病致贫、因病返贫家庭的心声,了解他们的救助保障诉求,总结基层地方的实践经验,分析医疗保障和社会救助公共政策潜在的改善空间。

第一节 宏观数据分析

本节通过对宏观数据进行搜集与整理,分析我国因病致贫的整体宏观现状,包括贫困人口中因病致贫比例的变化趋势、我国政府在卫生医疗和扶贫资金方面的财政投入情况、个人现金支出占卫生总费用的比例,以及因经济困难未就诊和未住院的情况。

一、因病致贫比例逐步趋稳

疾病或损伤导致的贫困主要体现在两个方面:一方面因病因伤治疗产生的医疗费用直接致使家庭陷入贫困处境,另一方面因病因伤间接导致家庭劳动力长期无法正常工作,需要家庭成员提供照料,无法获得保证基本家庭生活水平的劳动收入。根据已经公布的第二、三、四次国家卫生服务调查分析报告,1998 年、2003 年、2008 年疾病或损伤导致家庭贫困的比例分别为 15.19%、30%、34.5%。第四次调查结果表明,因医疗费用导致贫困的比例为 9.2%,劳动收入丧失致贫的比例为 25.3%。在农村,1998 年该比例为 21.61%,2008 年该比例为 37.8%,整体处于较高水平。在城市,该比例增速较快,2008 年为 28.4%。疾病或损伤成为城乡主要的致贫原因,在农村它是首要致贫原因,在城市它是除失业或无业外的主要致贫原因。城乡居民基本医疗保障体系改革完善的前期(1998—2008 年)整体因病致贫比例逐渐上升,农村因病致贫比例明显高于城市(表 2.1.1)。

表 2.1.1 1998 年、2003 年、2008 年城乡因疾病损伤导致贫困的发生率

年份	城市	农村	总体
1998	4.44%	21.61%	15.19%
2003	25.00%	33.40%	30.00%
2008	28.40%	37.80%	34.50%

数据来源:第二、三、四次国家卫生服务调查分析报告。

根据国务院扶贫办建档立卡数据,截至 2013 年,因病致贫、因病返贫的贫困户有 1 256 万户,占建档立卡贫困户总数的 42.2%。2015 年这一比例不仅没有不降,反而上升至 44.1%,绝对增幅为 1.9%。在诸多致贫原因中,因病致贫占据首要位置。

2016 年国务院扶贫办的调查数据显示,全国现有 7 000 多万的贫困人口中,将近 3 000 万是因病致贫。2015 年年底,在国家层面实施健康扶贫工程;2016 年出台正式政策文件,建立贫困人口健康卡,实现对贫困家庭因病致贫情况的精准识别。在各级政府部门的协同推进下,全国健康扶

贫动态管理系统持续完善，有力推动了"精准识别，一户一扶；精准管理，一人一策；精准扶贫，一病一方"政策理念的落实。因此，2015年以后的建档立卡因病致贫数据表明，政策精准识别不断完善，进而将更多没有受到政策关注的贫困人口纳入政策扶持范围。2016年，因病致贫比例为42.3%，其中主因占比35.8%，次因占比6.5%。2017年，全国未脱贫的建档立卡贫困户共965万户，其中因病致贫、因病返贫贫困户411万户，占比为42.6%，其中主因占比23.8%，次因占比18.8%，与2016年相比，主因占比下降了12%，次因占比上升了12.3%。2018年仅上半年建档立卡的贫困患者为967.8万人，相比2017年年底的849万人增长了13.99%，即在建档立卡的贫困患者扩容的同时，因病致贫比例稳定在42%。直至2022年，因病致贫比例稳定在40%，健康扶贫工程助力贫困患者家庭脱贫脱困，逐步推进兜底保障政策，如图2.1.1所示。

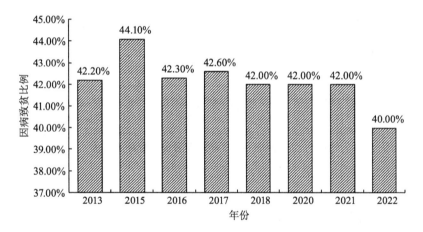

图2.1.1　因病致贫比例

数据来源：《中国健康扶贫研究报告》①、政府部门官方网站公开数据。

二、城乡居民医疗经济负担稳步收敛

2003—2022年城乡居民医疗经济负担的时间变化趋势如图2.1.2所示。2003年城镇居民医疗经济负担为7.35%，农村居民为5.85%，之后城镇居民医疗经济负担不断下降，而农村居民的情况则相反，呈现不断上升的趋势。2009年城乡居民医疗经济负担均约为7%，第一次出现城乡居

---

① 2016年和2017年数据来自：中国人口与发展研究中心，贺丹．中国健康扶贫研究报告[M]．北京：人民出版社，2019：120.

民医疗经济负担收敛的特征,此后十年来城乡差距开始逐步拉大,随后保持相对平稳,农村居民医疗经济负担始终高于城市居民。2013—2020年,该比例差值约为2.5%,最高为2013年的2.78%,最低为2021年的1.61%。2020年以后,农村居民医疗经济负担开始迅速下降,城市居民医疗经济负担保持平稳,再次呈现城乡居民医疗经济负担收敛的特征。2022年,城乡居民医疗经济负担分别为8.16%、9.81%。

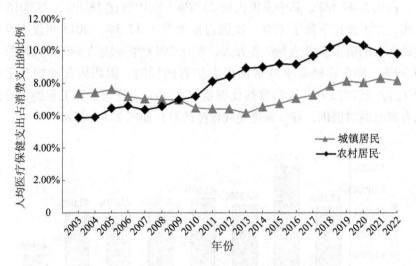

图2.1.2　2003—2022年城乡居民医疗经济负担

数据来源:根据历年《中国统计年鉴》整理计算。

三、政府卫生投入持续增长

我国政府一直保持着对医疗卫生和扶贫领域的高投入(图2.1.3)。2003年政府卫生支出为1 116.94亿元,占GDP的0.81%,随后一直保持稳定增长。

第一增长阶段(2003—2009年),是我国基本医疗保险建设完善时期,2009年政府卫生支出为4 816.26亿元,占GDP的1.38%。第二增长阶段(2010—2015年),我国推动"新医改",切实推行降低老百姓医疗费用负担的卫生政策,2015年政府卫生支出为12 475.28亿元,占GDP的1.81%。第三增长阶段(2015年以后),是健康扶贫和医疗保障体系深化改革的阶段。2022年政府卫生支出为24 040.89亿元,约占GDP的2%。

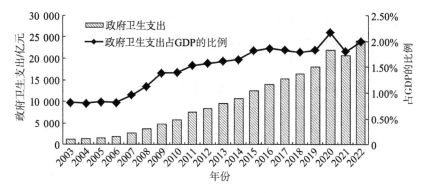

图 2.1.3　政府卫生支出占 GDP 的比例

数据来源：根据历年《中国统计年鉴》整理计算。

四、个人现金卫生支出比例逐渐下降

灾难性卫生支出可以近似视为医疗经济负担过重、陷入因医疗支出致贫的临界值。以世界卫生组织相关研究为标准，即家庭医疗自付费用超过家庭可支付能力[①]的一定比例时就认定发生灾难性卫生支出，通常将比例设定为 40%。因医疗支出致贫的发生率往往被定义为个体和家庭由于医疗自付费用支出使得其消费水平跌到贫困线以下。世界卫生组织对 89 个国家测算的相关系列研究表明，只有当患者直接自付现金支出占卫生总费用比例降至 20% 时，家庭灾难性卫生支出发生率和因病致贫发生率才可忽略不计。

在过去 20 年，政府卫生支出保持稳定增长，伴随着个人现金卫生支出占卫生总费用的比例不断下降。2001 年，个人现金卫生支出占卫生总费用的比例约为 60%，当时医疗系统筹资中有很大一部分是通过个人筹资来提供的。随着一系列医疗改革措施的实行，通过中央、各级地方政府和社会各界为应对因病致贫返贫所做的投入与努力，我国近年来加大了政府对卫生总费用的投入，这使得个人现金卫生支出占卫生总费用的比例呈现不断下降的趋势。2012 年，《关于印发"十二五"期间深化医药卫生体制改革规划暨实施方案的通知》发布，提出政府要加大卫生投入。到 2015 年，个人现金卫生支出占卫生总费用的比例降至 30%。事实上，个人现金卫生支出占卫生总费用的比例从 2006 年的 49.31% 下降到 2015 年的

---

①　家庭可支付能力可以用家庭收入扣减生活必需消费支出之后的剩余支付能力作为衡量，生活必需消费支出是指维持家庭成员基本生活的食品支出。

29.27%，完成了 2012 年设定的降至 30% 以下的政策目标，并且在 2022 年进一步降至 26.89%。尽管与世界卫生组织的参考标准仍有一定的差距，但我国通过不断增加政府投入的力度，个人现金卫生支出占卫生总费用的比例不断向着 15%~20% 的目标接近，如图 2.1.4 所示。

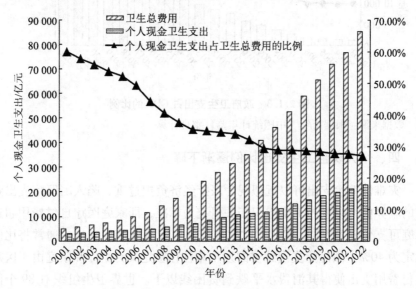

图 2.1.4　我国个人现金卫生支出占卫生总费用的比例
数据来源：根据历年《中国统计年鉴》整理计算。

五、有病不医状况整体逐步改善

从 1993 年开始，两周患病未就诊比例呈现出前十年上升、后十年逐渐下降的趋势特征，最高值出现在 2003 年，城乡合计为 48.9%，城市为 57%，高于农村的 45.8%（表 2.1.2）。2013 年相比于 1993 年，城乡合计下降了 9.1%，城市下降了 9.5%，农村下降了 11.7%。两周患病未就诊比例代表医疗服务的可及性，城市相比于农村绝对比例更高，但农村的下降幅度更大，这表明农村医疗服务的可及性在逐步改善。因经济困难未就诊比例的整体趋势与两周患病未就诊比例相近，2013 年相比于 2008 年，城乡合计下降至 11.7%，其中城市下降了 7.8%，农村下降了 13.6%。2013 年以后，因经济困难未就诊比例出现明显改善，2013 年以前农村始终高于城市，2013 年以后城乡间差距开始表现收敛特征（表 2.1.3）。

表 2.1.2　两周患病未就诊比例

年份	两周患病未就诊比例		
	城市	农村	合计
1993	42.4%	33.7%	36.4%
1998	49.9%	33.2%	38.5%
2003	57.0%	45.8%	48.9%
2008	37.3%	37.8%	37.6%
2013	32.9%	22.0%	27.3%

数据来源：历年《国家卫生服务调查报告》。

表 2.1.3　因经济困难未就诊比例

年份	因经济困难未就诊比例		
	城市	农村	合计
1993	4.3%	19.9%	14.3%
1998	32.3%	36.0%	35.8%
2003	36.4%	38.6%	38.2%
2008	15.5%	21.0%	19.3%
2013	7.7%	7.4%	7.6%

数据来源：历年《国家卫生服务调查报告》。

一般而言，需要进行住院救治的疾病多为大病或者重病，应住院而未住院和因经济困难未住院的比例分别见表 2.1.4 和表 2.1.5，整体上与两周患病未就诊比例趋势较为接近。2013 年相比于 2003 年，应住院而未住院比例农村下降了 13.6%，城市下降了 10.2%，城乡合计下降了 12.5%，农村改善速度较快。农村因经济困难应住院而未住院的比例显著高于城市，2008 年达到了最高值，为 71.4%；城市的这一比例也保持在较高的水平，为 67.5%。尽管 2013 年有所下降，城市为 41.4%，农村为 45.2%，城乡合计为 43%，对于应住院而未住院的人群比例，整体已经开始出现改善趋势，但比例仍然较高。

表 2.1.4　应住院而未住院比例

年份	应住院而未住院比例		
	城市	农村	合计
1993	26.2%	40.6%	35.9%
1998	27.5%	34.5%	32.3%
2003	27.8%	30.3%	29.6%
2008	26.0%	24.7%	25.1%
2013	17.6%	16.7%	17.1%

数据来源：历年《国家卫生服务调查报告》。

表 2.1.5　因经济困难未住院比例

年份	因经济困难未住院比例		
	城市	农村	合计
1993	39.8%	58.8%	—
1998	32.0%	36.0%	35.8%
2003	56.1%	75.4%	70.0%
2008	67.5%	71.4%	70.3%
2013	41.4%	45.2%	43.0%

数据来源：历年《国家卫生服务调查报告》。[1]

根据 CHARLS 数据测算，在有就医需求而未寻求诊疗的人群样本中，2011 年，因经济困难未就诊和未住院的比例分别为 17.39%、60.67%。数据表明，有病不医的情况也在改善，尤其是 2015 年实施健康扶贫工程以后，2018 年的比例分别为 12.80%、49.96%（表 2.1.6）。

---

[1] 2013 年按照全体人口因经济困难未住院的比例，城乡合计、城市和农村分别为 7.4%、7.2%、7.5%，全体人口应住院而未住院的比例分别为 17.2%、17.4%、16.6%。为了便于不同年份的比较，换算成与其他年份相同的口径，即在未住院人群中，因经济困难未就诊的比例分别为 43%、41.4%、45.2%。

表 2.1.6 因经济困难未就诊和未住院比例

年份	因经济困难未就诊	因经济困难未住院
2011	17.39%	60.67%
2013	12.24%	56.28%
2015	16.05%	52.55%
2018	12.80%	49.96%

数据来源：根据 CHARLS 数据测算①。

从因经济困难有病不医的整体趋势来看，无论是门诊还是住院，比例都在下降，前者绝对下降4.59%，后者绝对下降10.71%。其中，住院比例的下降趋势是比较明显的，并且在2018年下降至50%以下。门诊比例的下降幅度相比住院的更小一些，这与我国基本医疗保险和医疗救助制度更多地保障大病住院情况，以及因病致贫居民中很多是由于慢性病门诊用药治疗的事实保持一致。

第二节 微观测算分析

本节采用世界卫生组织的分析框架与测算方法，利用中国家庭追踪调查（CFPS）数据，对我国居民家庭灾难性卫生支出、因病致贫的发生率及程度进行测算，以了解并掌握我国因病致贫的变化趋势。

一、测算方法

（一）灾难性卫生支出测算

如果医疗保险体系缺乏预付机制，导致医疗保障水平不足，抑或社会支持也不能有效起到保护作用，那么低收入弱势家庭在面对高额医疗费用支出时，会被剥夺家庭经济资源，导致福利损失，从而陷入贫困的处境。医疗卫生体系筹资公平的政策目标旨在保护家庭免于陷入灾难性卫生支出。灾难性卫生支出可以衡量家庭在遭遇健康冲击之后，在非医疗产品和服务支出方面的变化情况。一方面，它仅能反映已发生医疗支出家庭的情况，但忽视了那些因经济处境更为艰难而放弃就医的家庭，随着健康水平持续恶化，这些家庭的福利损失可能比那些遭受灾难性卫生支出的家庭更大；

---

① 依据2015年的信息，匹配到2018年的数据，如果在2015年没有医疗服务就诊（包括门诊和住院），且在2018年确认有医疗服务就诊，那么就不再计入因经济困难未就诊和未住院的样本。

另一方面，相比于治疗过程产生的医疗费用患病导致的收入损失会对家庭造成更大的福利损失。尽管灾难性卫生支出有其局限性，高额医疗费用支出挤占了家庭可支配消费预算，但至少在一定程度上表明从健康风险到疾病诊治，再到灾难性经济后果，并衡量家庭现期消费的机会成本，如果没有完善的应对健康冲击的预付医疗保障筹资机制，就无法为家庭提供有效保护。

可以通过以下方式计算灾难性卫生支出相应的发生率。设定家庭 i 的自付医疗支出为 T_i，家庭消费支出为 x_i，其中家庭食品支出为 $f(x_i)$，临界值百分比为 z，设定灾难性卫生支出的状态值为 E_i，$E_i=1$ 表示发生灾难性卫生支出，$E_i=0$ 表示未发生灾难性卫生支出。对于一个家庭或个人，在计算式的分母只考虑衡量家庭总支出的情况下，如果 $\frac{T_i}{x_i}>z$，那么 $E_i=1$，否则 $E_i=0$。如果计算式的分母考虑衡量家庭可支付能力 $x_i-f(x_i)$ 的情况，当 $\frac{T_i}{x_i-f(x_i)}>z$，那么 $E_i=1$，否则 $E_i=0$。采用家庭消费支出而非家庭收入进行计算的原因在于，如果两个家庭拥有相同的收入和支出，但其中一个家庭有一定的储蓄应对危机，而另一个家庭没有储蓄，在发生相同健康冲击产生医疗费用时，有储蓄的家庭不会进一步削减家庭消费支出，没有储蓄的家庭只有通过节衣缩食来应对高昂医疗费用支出。因此，采用家庭消费支出计算的灾难性卫生支出会考虑到这种差别，而采用家庭收入的情况则不会考虑这种差别。对于样本内灾难性卫生支出的发生率 H 的计算见式（2.2.1），其中 N 为样本容量，相关概念原理如图 2.2.1 所示。

$$H = \frac{1}{N} \sum_{i=1}^{N} E_i \qquad (2.2.1)$$

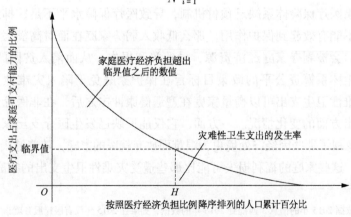

图 2.2.1 灾难性卫生支出发生率和密度的测度

有关灾难性卫生支出临界值标准的确定,世界卫生组织的卫生经济学专家主张应当报告不同临界值的结果,将价值判断问题留给读者。第一,如果将家庭消费支出作为分母考虑,更多的研究采用的临界值为100%。第二,如果使用家庭可支付能力作为分母,即家庭消费支出减去以食品代表的必需消费,世界卫生组织给出的临界值是40%。

灾难性卫生支出的密度,指家庭自付医疗费用支出占家庭消费支出或家庭可支付能力的比例,在平均意义上超过临界值的程度。在相关文献中,类似于贫困距的概念,也被称为灾难性卫生支出距或灾难性卫生支出超出值。计算方法如下:如果 $\frac{T_i}{x_i}>z$ 或 $\frac{T_i}{x_i-f(x_i)}>z$,那么 $O_i=E_i\left(\frac{T_i}{x_i}\right)-z$ [1] 或者 $O_i=E_i\frac{T_i}{x_i-f(x_i)}-z$。在式(2.2.2)中,$O$ 衡量所有家庭医疗支出占家庭消费支出(或家庭可支付能力)的比例超过界定的临界值的加总再除以样本量,表明所有家庭超过临界值医疗支出份额求和并在全部样本上求得平均值,这就是衡量灾难性卫生支出在全部样本意义上的密度[2]。

$$O=\frac{1}{N}\sum_{i=1}^{N}O_i \qquad (2.2.2)$$

MPO[3] 衡量灾难性卫生支出在已经发生灾难性卫生支出家庭中,家庭医疗支出份额超过临界值的平均程度[4]。具体计算见式(2.2.3)。可以看出三者之间的关系是 $O=H\times MPO$,即灾难性卫生支出发生率乘以平均密度等于全样本密度。

$$MPO=\frac{O}{H}=\frac{\sum_{i=1}^{N}O_i}{\sum_{i=1}^{N}E_i} \qquad (2.2.3)$$

(二)因病致贫测算

极端的医疗支出会导致贫困,一般在贫困发生率计算时,会比较家庭收入或支出与贫困线的关系。第一,没有完全考虑因治疗费用而节衣缩食,致使基本生活水平降至贫困线以下的情况。第二,通过借贷筹集治疗

---

[1] 具体直译为灾难性支出的超出值(the catastrophic payment overshoot),因在计算公式中是期望值计算,实际是指平均超出的情况。
[2] 在后续报告结果中,称为灾难性卫生支出的全样本密度。
[3] 灾难性支出平均正向的超出值(the mean positive overshoot)。
[4] 在后续说明中,称为灾难性卫生支出的平均密度。

费用,依然会导致家庭消费支出扣减医疗支出后的基本生活水平处于贫困线以下,而家庭总消费支出却高于贫困线的情况。

因医疗支出致贫的测量是指以家庭人均消费支出低于贫困线计算出来的贫困发生率,之后扣除家庭人均医疗自付支出并计算的贫困发生率,再与贫困发生率进行比较的差值就是因病致贫的发生率。这需要满足两个重要前提:(1)医疗支出对于家庭而言必须无法支配;(2)家庭消费支出固定。假设要求较强,尽管这一方式衡量的因病致贫有其局限性,但对于研究因病致贫概况亦有帮助。

如果没有考虑医疗支出的情况下,贫困发生率为H_1,加总的贫困距表示为图中面积A。一旦考虑扣除家庭医疗支出,贫困发生率变为H_2,加总的贫困距上升为$A+B+C$,其中B部分表示原本家庭生活水平就处于贫困线以下,医疗支出的增加导致贫困程度加深,C部分表示原来家庭生活水平在贫困线以上,医疗支出的增加导致家庭跌入贫困线以下,如图2.2.2所示。H_2-H_1就是因医疗支出而跌入贫困线的家庭比率,由此导致低估的贫困距为$B+C$。

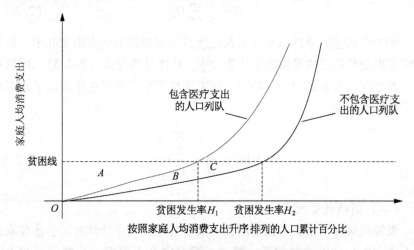

图2.2.2 因病致贫发生率和密度的测度

具体而言,T_i代表人均家庭自付医疗支出,x_i代表家庭人均消费支出,PL代表贫困线。如果不考虑医疗支出,当$x_i<PL$时,则$p_{i1}=1$,否则$p_{i1}=0$。式(2.2.4)中s_i代表家庭规模,这其实相当于一种权重,如果是等权重,则不用考虑,N代表样本中家庭的数量。如果将式(2.2.4)中p_{i1}换成p_{i2},即考虑医疗支出时,$x_i-T_i<PL$,$p_{i2}=1$,否则为0,此时得到的

就是 H_2。H_2-H_1 就是因病致贫发生率，即家庭成员患病产生医疗费用支出导致家庭陷入贫困处境的比例。

$$H_1 = \frac{\sum_{i=1}^{N} s_i p_{i1}}{\sum_{i=1}^{N} s_i} \quad (2.2.4)$$

衡量贫困深度需要用到贫困距的概念。贫困距是指在贫困线以下，同时在包含医疗支出的人口列队分布曲线以上的 A 部分。个体层面的贫困距定义为 $g_{i1}=p_{i1}(PL-x_i)$，那么全样本贫困距为式（2.2.5）中的 G_1。同样地，将 g_{i1} 换成 $g_{i2}=p_{i2}[PL-(x_i-T)]$ 就可计算出 G_2，那么 G_2-G_1 就是图中 B 和 C 部分，分别代表由于扣除人均医疗支出以后，原来的贫困人口状况的恶化 B 部分，以及原来不是贫困人口，扣除以后变为贫困人口 C 部分。

$$G_1 = \frac{\sum_{i=1}^{N} s_i g_{i1}}{\sum_{i=1}^{N} g_i} \quad (2.2.5)$$

针对贫困人口的贫困密度可以定义平均贫困距 MPG_1［式（2.2.6）］。同样地可以定义 MPG_2，因此，MPG_2-MPG_1 就是代表考虑医疗支出以后平均贫困距的差异。

$$MPG_1 = \frac{G_1}{H_1} = \frac{\sum_{i=1}^{N} s_i g_{i1}}{\sum_{i=1}^{N} s_i p_{i1}} \quad (2.2.6)$$

二、数据和描述性统计

在样本和权重设计之初，中国家庭追踪调查（CFPS）数据的样本量初定为 1.6 万户，其中一半来自五大省市（上海、辽宁、河南、甘肃、广东），另一半样本是其他 20 个省份共同构成的独立子样本框。基于 CFPS 数据设计特征，为了更全面地测算我国居民家庭灾难性卫生支出和因病致贫整体比例的趋势，没有采用分省级推断，而是从大样本整体的角度[1]，反映我国因病致贫总体情况，后续研究报告的章节会结合政策评估的实证

---

[1] 作者曾通过邮件联系 CFPS 项目办公室，官方解答是不建议对小省份数据进行省级推断。对数据测算时统一采用 CFPS 提供的家庭权重（全国样本）。同时，根据计算方法，家庭之间没有根据家庭成员再进行加权。

结果，在充分控制的情况下进行异质性分析。CFPS 数据 2010—2020 年描述性统计结果①见表 2.2.1。

表 2.2.1　CFPS 数据 2010—2020 年描述性统计结果

年份	变量	样本量	均值	方差	最小值	最大值
2010	家庭医疗支出	14 574	3 493	10 086	0	430 000
	家庭食品支出	13 669	8 836	8 186	0	207 600
	家庭消费总支出	12 981	25 458	29 155	0	805 600
	家庭医疗经济负担	12 964	0.217	0.25	0	1
	家庭规模	14 797	3.822	1.722	1	26
	家庭人均收入	13 850	10 253	17 979	1.667	1 000 000
	家庭人均收入-医疗支出	13 715	9 175	18 171	−104 533	999 500
2012	家庭医疗支出	12 987	3 985	12 308	0	500 300
	家庭食品支出	12 639	14 759	13 657	0	260 780
	家庭消费总支出	11 644	38 305	47 726	42	1 565 600
	家庭医疗经济负担	11 644	0.192	0.221	0	1
	家庭规模	13 315	3.83	1.779	1	17
	家庭人均收入	11 842	12 779	24 849	0.2	1 518 023
	家庭人均收入-医疗支出	11 718	11 543	25 202	−169 500	1 514 323
2014	家庭医疗支出	13 789	4 822	13 649	0	500 000
	家庭食品支出	13 781	15 988	15 621	0	600 000
	家庭消费总支出	12 315	46 441	54 351	0	1 189 578
	家庭医疗经济负担	12 313	0.181	0.217	0	1
	家庭规模	13 946	3.675	1.844	1	17
	家庭人均收入	12 701	17 568	51 311	0.25	3 620 000
	家庭人均收入-医疗支出	12 582	16 035	51 621	−123 980	3 619 500

---

① 家庭医疗经济负担指家庭医疗支出占家庭可支付能力的比例，其中家庭可支付能力为家庭人均收入扣减家庭人均食品支出后的余额部分。

续表

年份	变量	样本量	均值	方差	最小值	最大值
2016	家庭医疗支出	14 017	6 078	22 419	0	1 200 000
	家庭食品支出	13 946	17 939	18 042	0	600 000
	家庭消费总支出	14 019	57 051	80 617	0	4 608 220
	家庭医疗经济负担	13 942	0.182	0.221	0	1
	家庭规模	14 019	3.652	1.891	1	19
	家庭人均收入	13 982	24 602	67 695	1	4 168 000
	家庭人均收入-医疗支出	13 980	22 563	67 827	-425 800	4 165 500
2018	家庭医疗支出	14 068	6 175	15 747	0	389 000
	家庭食品支出	14 109	19 969	18 951	0	480 000
	家庭消费总支出	12 818	61 659	72 534	0	1 820 360
	家庭医疗经济负担	12 804	0.171	0.209	0	1
	家庭规模	14 218	3.559	1.917	1	21
	家庭人均收入	14 218	30 593	85 941	0	5 660 000
	家庭人均收入-医疗支出	14 068	28 547	86 145	-169 000	5 645 400
2020	家庭医疗支出	11 401	5 831	16 753	0	620 000
	家庭食品支出	11 454	23 110	23 492	0	1 200 000
	家庭消费总支出	10 241	70 133	89 899	0	3 998 760
	家庭医疗经济负担	10 237	0.141	0.188	0	1
	家庭规模	11 620	3.625	1.942	1	15
	家庭人均收入	11 620	34 276	79 939	0	5 182 500
	家庭人均收入-医疗支出	11 401	32 546	80 514	-241 920	5 181 500

注：表中金额的单位为元。

三、测算结果

2010年农村家庭灾难性卫生支出发生率为31.89%，城市为25.85%，合计为28.95%。2014年农村家庭灾难性卫生支出发生率为26.75%，城市为24.19%，合计为25.32%。2014年以后，党和国家推出系列健康扶贫的政策举措，解决因病致贫、因病返贫问题。2014年5月，政府颁布了《社会救助暂行办法》，进一步将低保家庭和特困供养人员纳入医疗救助范围。2015年8月和2016年1月，在国家层面分别推动实施大病保险制度和整合城乡居民基本医疗保险制度。2015年12月，国家层面决定实施健康扶贫工程。2016年6月，国家正式发布健康扶贫工程实施的政策文件。现以2016年为时间节点，分析灾难性卫生支出和因病致贫的时间趋势，见表2.2.2和表2.2.3。

灾难性卫生支出测算结果表明，前三期的城市灾难性卫生支出发生率均值为25.18%，2016年下降到13.58%；2016年前三期的农村灾难性卫生支出发生率均值为29.23%，2016年下降到18.07%；前三期的城乡合计均值为27.19%，2016年下降到15.40%。整体灾难性卫生支出发生率下降均值约为11%。因病致贫发生率测算结果表明，前三期的城市因病致贫发生率均值为7.37%，2016年下降到5.52%；前三期的农村因病致贫发生率均值为11.38%，2016年下降到9.64%；前三期的城乡合计均值为9.31%，2016年下降到7.19%。整体因病致贫发生率下降约2%。

城乡灾难性卫生支出在2016年以后显著降低，2018年和2020年的数据表明有一定的反弹，城市灾难性卫生支出发生率均值为19.29%，农村灾难性卫生支出发生率均值为24.73%，城乡合计均值为21.21%。推测原因如下：一方面是国家出台系列解决因病致贫的公共政策，降低现有居民的医疗经济负担，逐步降低灾难性卫生支出发生率。另一方面随着政策不断推进，尤其是健康扶贫工程的实施，很多弱势群体得到政策照顾，这些弱势群体本就符合低收入、低消费的特征，很多家庭都是处于"大病抗、小病拖"的状态，健康扶贫工程的实施，能改善弱势群体有病不医的处境，也会增加其在求医问药过程中的少量费用支出，那么弱势群体稍有医疗费用支出，从结果上看就会有灾难性卫生支出发生[①]，但这也在一定程度上反映了增进弱势群体医疗服务利用、改善其福利水平的政策效果表现。无论是城市还是农村，在2014年以后总体因病致贫发生率在逐步下降，这一点可以进一步印证上述分析。更多弱势群体处于乡村之中，在2014年以前农村的因病致贫发生率都在11%左右。根据测算，2020年，农村整体因病致贫发生率已降低至6.58%，城市降低至3.93%，城乡合计

---

① 在后续健康扶贫工程政策效果评估的章节详细展开说明。

表 2.2.2 灾难性卫生支出和因病致贫发生率①

年份	灾难性卫生支出发生率			因病致贫发生率		
	城市	农村	合计	城市	农村	合计
2010	25.85%	31.89%	28.95%	7.03%	11.43%	9.29%
2012	25.49%	29.05%	27.30%	8.11%	11.72%	9.83%
2014	24.19%	26.75%	25.32%	6.99%	11.00%	8.81%
2016	13.58%	18.07%	15.40%	5.52%	9.64%	7.19%
2018	19.32%	25.70%	21.67%	4.57%	8.84%	6.14%
2020	19.26%	23.77%	20.76%	3.93%	6.58%	4.85%

数据来源：根据历年 CFPS 数据（2010—2020）进行测算整理。

表 2.2.3 灾难性卫生支出和因病致贫密度②

年份	灾难性卫生支出的密度			因病致贫的密度 1			因病致贫的密度 2		
	城市	农村	合计	城市	农村	合计	城市	农村	合计
2010	22.06%	25.78%	24.23%	1 001.17	723.31	832.60	5 854.44	3 772.11	4 491.01
2012	20.78%	23.59%	22.39%	1 129.99	786.54	936.57	5 309.69	3 874.52	4 402.02
2014	20.78%	22.05%	21.54%	1 440.84	1 046.12	1 231.54	6 285.23	4 744.47	5 338.53
2016	20.95%	23.36%	22.23%	1 735.07	1 092.57	1 366.30	17 566.30	6 341.64	10 648.35
2018	21.05%	21.40%	21.22%	2 010.89	1 179.43	1 593.21	10 307.20	7 172.27	8 133.44
2020	18.84%	21.63%	20.12%	2 452.54	1 331.18	1 906.93	11 201.24	7 764.29	9 281.95

数据来源：根据历年 CFPS 数据（2010—2020）进行测算整理。

---

① 贫困线的标准：由于 CFPS 调查的数据是反映过去一年的家庭经济社会情况，因此采用 CFPS 调查的是前一年的贫困线。农村贫困标准：2009 年每人每年 2 182.16 元、2011 年每人每年 2 536 元、2013 年每人每年 2 736 元、2015 年每人每年 2 855 元、2017 年每人每年 2 952 元、2019 年每人每年 3 218 元。农村贫困线依据国家现行的农村贫困标准，即 2010 年价格水平为农村居民每人每年 2 300 元。具体数据根据历年《中国扶贫开发年鉴》整理，其中 2009 年数据根据价格指数平滑计算得出。城市贫困标准：2009 年每人每年 2 733.6 元、2011 年每人每年 3 451.2 元、2013 年每人每年 4 476 元、2015 年每人每年 5 413.2 元、2017 年每人每年 6 487.2 元、2019 年每人每年 7 488 元。城市贫困线根据历年《民政事业统计公报》中城市低保标准线整理。

② 表中报告的灾难性卫生支出的密度是指已发生灾难性卫生支出的家庭医疗自付费用占家庭可支付能力比例平均超出临界值的程度；因病致贫的密度 1 是指已发生因病致贫家庭低于贫困线的平均程度；因病致贫的密度 2 是指全部家庭收入用于支付自付医疗费用后，仍需继续支付医疗费用的平均程度，由于这一部分的样本相对较少，所以没有采用 CFPS 的权重。

为4.85%。对于灾难性卫生支出的密度，即已经发生灾难性卫生支出的家庭医疗经济负担超过临界值的情况，无论是城市还是农村，均保持在20%以上，农村高于城市2%~3%。2020年，城市为18.84%，农村为21.63%，城乡合计为20.12%。对于已发生因病致贫的家庭平均跌入贫困线的程度，城市、农村、城乡合计前三期均值分别为1 190.67、851.99、1 000.24，2016至2020年的三期均值分别为2 066.17、1 201.06、1 622.15。推测其中原因如下：一方面，城市和农村的这一数值都在增长，在一定程度上是由于随着时间推移城乡贫困标准不断提升；另一方面，城市贫困线采用低保标准，相较于农村贫困标准更高。对于医疗自付费用支出全部挤占家庭收入的情况，城市、农村、城乡合计前三期均值分别为5 816.45、4 130.37、4 743.85，2016至2020年的三年均值分别为13 024.91、7 092.73、9 354.58。对于极端情况，无论是城市还是农村，家庭负担都非常重，针对2020年的数据，城市极端因病致贫程度（11 201.24）要比农村（7 764.29）更重。但如果进一步将数据与对应的贫困标准做比较，城市家庭在被医疗自付费用挤占全部家庭收入后，仍需支付的约是城市贫困线的1.5倍，农村家庭在被医疗自付费用挤占全部家庭收入后，仍需支付的约是农村贫困线的2.4倍。

第三节 大病、慢性病家庭现实保障救助诉求

通过对宏观数据整理和微观数据测算的分析，可以初步了解我国因病致贫的现状。大样本数据难以反映现实中因病致贫家庭的异质性特征，而如果采用小样本进行分析，也会面临诸多统计问题。本研究选择入户走访因病致贫、因病返贫的困难家庭，调研地点为江苏省常州市新北区和钟楼区的困难家庭。在入户走访过程中也遇到了一些困难，很多患病人员处于失能状态或不方便与外人接触的状态，调研过程主要依靠家庭负责照料的成员和社区工作人员来完成。由于通过问卷和提纲并不能顺利进行访谈，因此转变访谈思路，不再追求研究方法的严格性，而是将所有精力集中于倾听困难家庭最直接、最迫切、最朴素的保障救助诉求。在贫困治理的现实情境中，通过与困难家庭的面对面访谈，总结不同特征家庭的共性与特殊性，本研究掌握了目前医保多重保障衔接、社区社会资本赋能的基本事实。

第二章 我国健康扶贫的基本事实

一、多重保障衔接实现全面托底救助

[案例一]

调研大病家庭基本情况：刘大姐，女性，单身离异，城镇户籍，40岁，待业在家，和父母共同居住。通过挂靠的方式纳入职工医保，患有尿毒症，一直在做透析治疗，一个星期大概3到4次，一个月要透析14次左右，每次透析治疗费用在400~500元，合计产生费用在6 000元左右。目前，主要依靠社区的救助帮扶和父母的照料，亲友也会提供生活帮助和医疗费用资助。

调研大病家庭现实困难诉求：刘大姐一家对市区政府及社区提供的医疗保障政策和社会救助支持非常感谢，有效解决了绝大部分的透析医疗费用问题。主要的现实诉求：一是由于患有尿毒症疾病，也会产生并发症，为了保护心脏、治疗甲亢和贫血，都需要药物治疗，但是一些药物没有在医保报销范围内，也同样会产生医疗经济负担；二是由于透析时间长，手臂瘘口处鼓包，会有溃烂的情况，刘大姐本人也期待后续能够进行治疗，但因过敏体质和贫血，暂时无法开刀清理手臂瘘口鼓包，需要寻求专业的医疗建议，再做权衡取舍。

医疗保障、社会救助政策实施效果：针对刘大姐患有重大疾病的情况，医疗保障政策具体包括基本医疗保险（职工医疗保险报销70%）、低保户享有困难专项医疗救助（余下医疗费用30%中的80%部分）、常州市慈善总会为大病家庭购买的补充大病慈善商业医疗保险、新北区政府也为大病家庭购买补充医疗保险。经过系列报销以后，刘大姐每月自付透析治疗费用不到200元。

当地最低生活保障政策针对符合大病情况的低保户家庭增发最低生活保障金，从每人每月900元增加到1 080元，实现医疗保障政策和社会救助政策的有效衔接，以保障大病困难群众的基本生活。最低生活保障政策会照顾大病家庭，使其享受当地困难群众医疗救助，医疗费用报销过程中基本医疗保险报销单自动识别予以显示，减少报销流程。市慈善总会和区政府为困难群众购买两份大病补充保险，每三个月在社区的协助下，携带医疗费用材料，联系保险公司进行理赔，其中承保公司是中国人民保险。区政府所购补充医疗保险专门针对低保对象，市慈善总会所购补充医疗保险，不仅涵盖低保户，还针对低保边缘和普通大病家庭，覆盖范围更为广泛。区政府所购补充医疗保险救助和理赔的保障力度要大于市慈善总会所购补充医疗保险，后者针对大病家庭的诊疗情况也会提供一些医保目录外

的报销，但报销水平较低。两项补充保险协同保障，一项确保保障水平，另外一项扩大覆盖范围，结合社区提供的社会救助政策，与基本医疗保险、医疗救助互补衔接。

二、低保边缘家庭突发急救和持续用药报销的"悬崖效应"

[案例二]

调研大病家庭基本情况：李奶奶家的小孙女，农村户籍，父母离异，和奶奶爷爷生活，父亲外出务工，年收入不到5万元，5岁时患有1型糖尿病，访问当年已经14岁，每天打4次胰岛素，每个月需要5支胰岛素，每支胰岛素价格在270元左右，辅助材料（注射工具和针头等）几百元，加上其他治疗用药费用每月合计在2 000元左右。

调研大病家庭现实困难诉求：一是急救费用报销需求。小孙女曾于访问前一年9月份出现糖尿病并发症，突发糖尿病酮症酸中毒，血糖突然升高，造成眩晕，当时幸亏邻居帮助拨打120进行急救，挽救生命，但急救治疗产生3 000元费用，全部是自付支出，给家庭造成一定经济负担，全家非常担心再次出现急救产生的费用负担。二是胰岛素和辅助治疗用药报销需求。访问当年8月份之前，每个月2 000元的治疗费用（含胰岛素费用），通过基本医疗保险和医疗救助，可以报销1 400元，每个月仅需自付600元。但8月份以后，当年报销额度使用完毕，后续每个月2 000元的医疗费用全部自付，给家庭带来很大经济负担。

医疗保障、社会救助政策实施效果：当地村委了解了李奶奶家小孙女的情况，及时帮助申请了困境儿童认定，而且协助小孙女办理入学，接受正常的初等教育，但由于李奶奶儿子外出务工，一年有5万元左右的收入，所以仅能认定为低保边缘困难户，每年有1 800元现金补贴，门诊和住院有照顾政策，但保障额度有限。村委定期带着生活物资探访李奶奶一家，协助解决生活困难。

[案例三]

调研大病家庭基本情况：张大姐的父亲，城镇户籍，80岁，先患胃癌，后患脑梗，胃癌已经手术，现不能走路，在家卧床休养，生活不能自理，需要张大姐离开工作岗位单独照料，张大姐已照料父亲6年。之前父亲进入医院ICU护理，情况危急。

调研大病家庭现实困难诉求：一是急救费用报销需求。去年父亲因突发危急情况，三次门诊急救，每次费用约3 000元，合计1万多元。目前张大姐最担心的就是父亲突发急救产生的费用负担。二是父亲胃癌手术后的治疗，以及脑梗治疗，需要很多用药费用，如输液白蛋白、胃管等，很多药品、器械只有在住院期间才能报销。三是生活困难，目前张大姐多年全职在家照料父亲，无法外出工作获得收入，其爱人也患有胃癌（已开刀），刚刚痊愈开始工作，其他亲属无法提供照料和经济帮助。

医疗保障、社会救助政策实施效果：当地社区了解到张大姐的家庭情况，由于张大姐的孩子有工作收入，社区帮助其申请低保边缘困难户认定，张大姐父亲之前的医疗费用都是自费，但是经过社区帮扶以后，通过基本医疗保险、医疗救助和大病保险，住院费用报销实际比例高达90%以上，实际自付比例在5%~10%。最近两次住院，一次费用1.78万元，报销以后个人自付1 300元；一次费用2.8万元，报销以后个人自付1 700元。访问期间张大姐由衷感谢社区对其一家的关怀与照顾。

三、大病后转慢性病门诊治疗养护用药需求

[案例四]

调研大病家庭基本情况：赵女士的女儿，5岁，患白血病。父母为退伍军人，父亲上班，母亲自主就业。2020年4月确诊，截至访问日期前总费用已经花费20多万元，其中实际自付支出约10万元，治疗第一个月就花费6万多元（其中居民医保报销了50%~60%），在治疗期间每个月定期去复查、化疗一次，一个星期要抽两次血检查，两周一次肝功能。化疗需要两年到两年半时间，住院化疗期间，一次针剂治疗（包括相关药物）就要花费3 000元。

调研大病家庭现实困难诉求：一是患儿治疗后医药费和休养费用。目前化疗疗程完成一半，情况稳定，为了保证营养，患儿专用奶粉一罐就需要300元，其他营养费用每个月合计2 000元。治疗疾病消耗了大量家庭储蓄，无力承担建设家庭新风系统的费用。患儿家庭也在探索中医方法，以此来帮助患儿提升免疫力，如中药泡浴、泡脚等，因此也产生了一定的医疗费用，但都无法纳入医保报销。二是心理干预需求。从患病开始，患儿无法外出社交，与外界联系仅仅通过手机和网络，导致患儿心理出现一定问题。家庭希望政策予以照顾，能够为患儿提供与心理咨询师接触治疗的机会，通过交流，干预心理状况，改善精神状态。目前，患儿家庭对这方面的诉求较为迫切。另外，儿童患病治疗导致早期潜能开发教育中断。

患儿早期表现出对艺术方面的特长，尤其在唱歌方面表现出特长。三是照料需求。家庭为外地落户，亲属均在外地，无法提供照料和经济支持，父母全力工作保证患儿治疗费用，由奶奶对家中患儿进行照料，但奶奶年龄较大，体力有限。四是后续的检查复查，需要到上海和苏州的儿研所进行，交通和住宿也会产生一定的经济负担。

医疗保障、社会救助政策实施效果：当地社区在患儿治疗期间，主动了解其家庭情况，为其申请了困境儿童认定，每个月有972元现金补贴。目前社区已上报民政部门，民政对口社会组织协助家庭正在申报红十字会针对白血病患儿家庭的医疗补贴，但到访问结束，红十字会的医疗补贴还没有申请下来。

[案例五]

调研大病家庭基本情况：沈大爷，已婚，原村支书，现已退休，农村户籍，71岁，肠癌，2019年下半年本来预计做6次化疗，但是身体吃不消，仅做了3次。开刀、化疗、中药和西药，总费用大概8万元，自付花费5万元。一次化疗总计7 000多元，报销后自费4 000多元。患者参保新农合，访问当年身体恢复情况良好。

调研大病家庭现实困难诉求：一是沈大爷在化疗后需要用药调理身体，其中中药每个月1 000元，西药每个星期需要400元，在服用半年西药以后，沈大爷因药品无法报销，选择停用西药。沈大爷每个月退休收入约为1 900元（每个月补贴1 000元，外加农保900元），用药费用导致基本生活受到影响。二是并发症带来新的医疗经济负担。首先就是高血压，需要持续用药，之前因化疗引发尿路感染，住院进行6天的保守治疗。三是家庭负担重。目前沈大爷和老伴收入微薄，仅够治病和生活开销；儿子还有两个小孩，收入不稳定，没有正式工作，疫情前投资13万元搞运输，但疫情后经济效益不好，家庭负债较多。尽管沈大爷侄子在其治疗的医院当医生，可帮助选择诊疗方案，尽量使用能够报销的国产药物，而且也得到外地亲戚（老伴的二弟为职业民航飞行员）一定的经济支持（陆续5 000元或1万元的经济资助），暂时解决了化疗期间的医疗费用，而没有产生外债，但是后续治疗和养护费用依然会给家庭带来较大经济负担。

医疗保障、社会救助政策实施效果：当地村委协助沈大爷办理了低保边缘户，并参保了新农合，在就医方面为沈大爷提供便利服务，村干部也经常带着慰问品探视探访，了解沈大爷身体的恢复情况。

第三章

我国健康扶贫的政策变迁历程

我国健康扶贫的政策变迁历程有其内在关键性特征,一直践行试点先行、逐步探索、以点带面、逐步推开的政策实践原则。在特定阶段,由于问题、政策、制度多种因素共同作用,制度要素与制度变迁之间也会形成政策转变的逻辑关系。政府坚决推进健康扶贫政策制度的深化改革,政策理念从提升效率转向促进公平,持续稳定地加大政府资源与财政的投入,不仅应对短期客观的问题挑战,更致力于实现长期民生保障的政策目标,从医疗保障体系的全面覆盖,到制度保障水平与结构的改革完善,从专项健康扶贫工程的实施,到与乡村振兴战略的有效衔接,再到普惠性长效机制的探索。

我国健康扶贫政策的变迁有一条贯穿始终的政策主线,即立足大国贫困治理的历史使命与基本事实,一直坚持以人民为中心的发展思想,时刻把为中国人民谋幸福作为行动准则,坚持筑牢民生保障底线,从战胜绝对贫困转向相对贫困的治理,从扶贫攻坚的精准扶贫到因病致贫的靶向治理,以人为本、增进人民福祉。健康扶贫政策变迁的治理方向始终以人民健康绩效的提升为目标。理解这条政策主线有助于通过回顾我国健康扶贫的基本事实与政策变迁历程,探寻建立健康扶贫长效机制的政策方向。

第一节 初级卫生保健的政策探索

第一阶段,中华人民共和国成立至20世纪80年代中期:从逐步探索医疗卫生政策到以初级卫生保健为核心的政策实践。

计划经济时期在公费医疗和劳保医疗的制度框架下,国有机关企事业单位职工及其家属由疾病和伤残引发的医疗服务与照料需求能得到及时有效的保障，但此时的农村医疗卫生条件依然十分落后，医疗资源严重匮乏，广大农村居民面临缺医少药的处境，国家本着"摸着石头过河"的原则，开始进行不同的医疗卫生政策尝试。由于城镇医院正常工作部署冲突、医生食宿安排困难、大中型医疗器械的携带不便等原因，一开始城镇医疗队下基层诊疗救治农村居民的效果并不理想。此后国家开始转变政策方向，将医疗卫生工作的重点放到农村，以实用的农村初级卫生保健为目标，建设了农村合作医疗制度、农村三级医疗体系、赤脚医生制度，即"三大法宝"，结合爱国卫生运动建立了基本公共卫生服务体系。合作医疗始于1955年山西省高平县米山乡在农业社会保健站开展的"医药结合"实践，以社员群众出保健费及生产合作社提供适当补贴为基础，形成了"无病早防、有病早治、省工省钱、方便可靠"的初级卫生保健制度。农村三级医疗体系包括县级人民医院、公社卫生院及村大队卫生室，构成了医疗服务保健网络体系。

"赤脚医生"是指通过一定时期的医学培训，学员在实践中提升医学水平，结合中医以简单实用的医疗技术，通过"半农半医"的工作方式为广大农村居民提供基本卫生保健服务，这样农民可免去远赴公社或者县城去医治的舟车劳顿，也极大减少了有病不医的情况。20世纪70年代全国赤脚医生达180万人，合作医疗已经覆盖90%以上的生产大队（行政村），农村超过85%的人口被初级卫生保健有效覆盖。在医疗资源极为稀缺和医疗卫生人力资源储备匮乏的大背景下，我国推动农村医疗体系的改革，确立了以初级卫生保健为核心的政策实践理念。因治理成本低廉，赤脚医生制度极大地调动了劳动人民参与卫生保健的积极性，这也正是政府和社会协同治理的重要过程。农村合作医疗制度提供基本的医疗财务保障，农村三级医疗体系的建设形成了基本的农村医疗卫生基础设施，实现"少生病、能去看病、看得起病、看得上病"，极大地改善了农村医疗卫生条件落后的面貌，实现了对农村居民健康的广泛覆盖，最大限度地提高了健康收益，为改革开放后的经济高速增长奠定了坚实的健康人力资本基础，成为广受赞誉的"发展中国家解决卫生经费的唯一典范"。此亦对1978年"阿拉木图宣言"产生了重要的影响，世界卫生组织将中国的医疗卫生体制推崇为世界范围基层卫生推动计划的模范，为不发达国家提高医疗卫生水平提供了范例。

第二节 基本医疗保险体系的建成

第二阶段，20世纪80年代中期至2009年：从注重效率的医疗卫生体系转变为以促进公平初步建成的基本医疗保险体系。

随着人民公社制度逐步瓦解，依托农村集体经济的合作医疗制度也开始逐渐退出历史舞台，农村医疗卫生服务处于真空状态。此后，农村医疗卫生事业发展缓慢，1983年农村每千人仅有2.07张床位和1.33名医疗卫生人员，医疗资源十分匮乏，人民群众的基本医疗服务需求得不到满足，其中主要原因是政府对卫生事业资源投入不足，过低的收费标准导致了医疗机构严重亏损。为了改变医疗卫生事业发展与人民群众基本医疗服务需求不相适应的局面，1985年国家发布《关于卫生工作改革若干政策问题的报告》，这是探索医疗改革的第一步，提出了放宽政策、简政放权、多方集资，扩大医疗卫生机构的自主权利。1989年在《关于扩大医疗卫生服务有关问题的意见》政策文件中，开始尝试不同形式的责任承包制，对医疗卫生服务开始实行有偿收入，收费也可以根据服务质量适当提高，医疗卫生事业单位实行"以副补主""以工助医"思路的市场化改革。尽管一系列举措有助于提高当时医疗卫生体系的效率，激发广大医疗卫生从业人员的积极性，但是随着市场化改革进程的深入，对医疗卫生体系产生了巨大的冲击，医疗服务成本急剧上升，政府卫生投入效率低下，医疗卫生服务体系的公平性下降，这一时期医疗卫生政策对健康扶贫的治理形成一种负向激励。

为了扭转这一局面，国家医疗卫生治理政策开始逐步转向构建全面的基本医疗保险体系。当时主要目标在于实现广大人民群众基本医疗保险的全面覆盖，更加注重促进医疗卫生服务体系的公平性。随着政策制度的建设发展与改革完善，基本医疗保险与医疗救助的覆盖面逐渐扩大。我国在原来的公费医疗和劳保医疗保障制度的基础上转型改革，开始逐步建立覆盖城乡的基本医疗保险制度体系。1998年通过"两江"试点摸索，建立了城镇职工基本医疗保险。2002年国家出台了《关于进一步加强农村卫生工作的决定》，要求各级政府把卫生扶贫纳入扶贫计划，作为政府扶贫的重点工作内容，提升卫生扶贫资金在国家扶贫资金中的占比，逐步建立以大病统筹为主的新型农村合作医疗制度和医疗救助制度。该政策的初衷在于保障农村居民人人享有初级卫生保健。2003年国务院办公厅转发了《关于建立新型农村合作医疗制度意见的通知》，开始全面推广新农合，建立政府引导、自愿参保，以个人筹资为主，政府、集体多方资助补贴的农民医疗互助共济制度，到2010年基本实现新农合对农村居民的全面覆盖，降低农村居民的医疗经济负担，提升农村居民的健康水平。2007年，国务院发布了《关于开展城镇居民基本医疗保险试点的指导意见》，为了实现广大城镇非从业居民的医疗保险覆盖，逐步建立了以大病统筹为主的城镇居民基本医疗保险。2008年，城乡合计基本医疗保险参保率已达87.1%，农村医疗覆盖率占92%。医保扶贫效果评估的研究表明，职工医保对降低医疗负担的效果好于其他形式的医疗保险，尽管新农合促进了农村居民的基本医疗服务利用，但并没有显著降低农村居民的自付医疗支出，以及由于医疗费用引发的因病致贫和灾难性卫生支出的发生率。其他研究也得出过类似结论，而且没有发现促进改善健康的情况。其中部分原因是对新农合的评估都采用2009年前后的数据，新农合政策效应正在逐渐释放，建设初期的重心在于农村居民基本医疗保险的全面覆盖。城镇居民医保对遭遇大病风险的家庭有效起到了缓解因病致贫、因病返贫的作用，也提高了参保居民的健康水平。

2003年国家颁布实施了《关于实施农村医疗救助的意见》，提出建立政府拨款和社会各界自愿捐助等多渠道筹资，对患大病农村五保户和贫困农民家庭实行医疗救助的制度，由此拉开了医疗救助建设的序幕。政策目标是在2005年建立起完善规范的农村医疗救助制度。2005年政府相关部门出台了《关于建立城市医疗救助制度试点工作意见》，开始医疗救助政策在城市的试点试行工作，重点探索城市医疗救助的管理体制、运行机制和资金筹措机制。但在医疗救助制度建设的初期，对城乡居民的覆盖相对有限，存在一定城乡差异问题。2009年民政部颁布《关于进一步完善城乡医疗救助制度的意见》，探索建立城乡一体化的医疗救助制度，在住院、门诊、慢性病、急救等方面提供救助，将城乡低保家庭成员、五保户和其他经济困难家庭人员纳入医疗救助，实现医疗救助制度覆盖范围的扩大。"有病不就诊、小病拖大病、大病不住院"是当时城乡中低收入居民面临的现实处境。健康扶贫政策变迁开始从提升效率转向注重公平，践行"广覆盖、保基本、多层次、可持续"社会保障体系的政策建设方针。初期政府的治理投入重点在实现基本医疗保险"广覆盖"，但政策效应需要进一步释放，保障水平也正在逐步改革完善，与"高比例"的因病致贫形成并存的局面。此后健康扶贫政策变迁的方向开始更加注重医疗保障体系的深化改革。

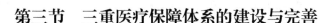

第三节 三重医疗保障体系的建设与完善

第三阶段，2009 年至 2015 年：从以民生为先的新医改到政府加大投入的三重医疗保障体系的建设与完善。

2009 年，国家出台了《关于深化医药卫生体制改革的意见》，标志着新医改的起点。该意见明确提出了基本医疗保险的全面覆盖的目标，以及提升基本医疗卫生服务的可及性，减轻城乡居民医疗费用负担，缓解"看病难、看病贵"问题。2010 年，世界卫生组织发布了《卫生系统筹资：实现全民覆盖的道路》研究报告，提出了"统筹就是力量"的口号，建议发展全面覆盖的预付费医疗保险体系，以应对高昂医疗费用使家庭陷入经济困境的社会问题。2012 年，我国政府出台了《关于印发"十二五"期间深化医药卫生体制改革规划暨实施方案的通知》，提出加大政府卫生投入，到 2015 年，个人卫生支出占卫生总费用的比例降到 30% 以下。随后我国政府开始陆续出台相关公共政策，建立健全多层次医疗保障体系，降低个人卫生支出占卫生总费用的比例，使看病难、看病贵问题得到有效缓解。

为了应对城镇居民医保和新农合的保障水平较低的状况，减轻人民群众的医疗经济负担，健康扶贫政策转向医疗保障体系结构与水平的深化、改革与完善，在结构上建立大病医疗保险制度和整合城乡基本医疗保险，在水平上扩大医疗救助制度的救助范围，初步建成三重医疗保障体系。2012 年，国家发布了《关于开展城乡居民大病保险工作的指导意见》，以政府主导结合市场机制，采取向商业保险机构购买的方式，建立城乡居民大病保险制度，以进一步降低城乡居民医疗经济负担，确保大病保险实际支付比例不低于 50%。大病保险自实施以来对城乡居民实现了全面覆盖，解决了人民群众看病就医的后顾之忧。随着基本医疗保险和大病保险制度的实施，医保扶贫的效果受到广泛关注。均等化补偿制度下的基本医疗保险将造成低收入参保人受益的劣势，基本医疗保险扶贫效果也存在"目标上移"的情况，即中高收入家庭相比低收入家庭更能够从基本医疗保险中获益，这本质上是基本医疗保险的公平性问题。对于大病保险的实施效果，中等收入群体相比于低收入群体效果更好。2015 年，国家出台了《关于整合城乡居民基本医疗保险制度的意见》，构建城乡统一的基本医疗保险制度。整合后的城乡居民基本医疗保险践行"报销就高不就低，用药就宽不就窄"的政策理念，让更多低收入人群免于因病致贫，公平性改善在一定程度上缓解了城乡医保受益问题。2012年，民政部等部门发布了《关于开展重特大疾病医疗救助试点工作的意见》，为减轻重特大疾病患者的医疗经济负担，推动重特大疾病救助工作开展。2015年，国家出台了《关于进一步完善医疗救助制度全面开展重特大疾病医疗救助工作意见的通知》，提出了整合城乡医疗救助制度，并扩展医疗救助对象的范围，尤其是因病致贫家庭的重病患者。

第四节　健康扶贫工程的实施

第四阶段，2015年至今：从专项健康扶贫工程的实施到建立普惠性长效机制的探索。

为了有效应对因病致贫返贫对我国扶贫攻坚造成的巨大挑战，我国开始逐步建立专项健康扶贫工程。2015年，中共中央、国务院发布了《关于打赢脱贫攻坚战的决定》，首次提出了实施健康扶贫工程，明确地提出，保障贫困人口享有基本医疗卫生服务，努力防止因病致贫、因病返贫。2016年，国家颁布了《关于实施健康扶贫工程的指导意见》，将新农合、医疗救助的覆盖向贫困人口重点倾斜，加大财政的补贴力度，提高医疗保障水平，建立贫困人口健康卡，对贫困人口大病和慢性病实行分类救治及先诊疗后付费的结算机制。这项举措加强了贫困地区的医疗服务资源投入与能力提升，全国三级医院与贫困重点地区县级医院形成了一对一的帮扶机制，强化了县、乡、村三级医疗卫生服务网络标准化建设，推动贫困地区的医疗卫生人才引进与培养，实施地方疾病、妇女儿童重点疾病公共卫生项目。同年10月，为了进一步推动健康扶贫工程的实施，国家卫计委、国务院扶贫办发布了《健康扶贫工作考核办法》。2017年国家出台了《健康扶贫工程"三个一批"行动计划》，旨在精准推进实施健康扶贫工程，对患有大病和长期慢性病的农村贫困人口建档立卡，实施分类分批救治，具体的行动措施是"大病集中救治一批，慢性病签约服务管理一批，重病兜底保障一批"。2018年，《关于打赢脱贫攻坚战三年行动的指导意见》明确提出了深入实施健康扶贫工程，使城乡居民基本医疗保险、大病保险和医疗救助覆盖全部贫困人口。在先诊疗后付费的基础上，提出了"一站式"医疗服务措施；在对口帮扶的基础上，加强了远程诊疗的建设，提高了贫困地区的医疗服务能力。国家更加注重建设一体化管理和三级联动的医疗服务与健康管理平台，对特定重点人群疾病筛查扩大到全部贫困县域，落实签约乡村医生的签约服务，开展健康服务和慢性病的重点防控。2021年，国家出台了《关于印发巩固拓展健康扶贫成果同乡村振兴有效衔接实施意见的通知》，提出了深入推进健康扶贫，优化政策调整，保持健康扶贫政策的稳定，探索健康扶贫的长效机制。医疗保障是增进民生福祉、促进社会公平正义、保护患病群众免于陷入经济风险的重大制度安排。为了破解看病难、看病贵的重要民生问题，2020年，国家发布了《关于深化医疗保障制度改革的意见》，提出建立防范和化解因病致贫返贫长效机制，在政策层面探索进一步提升医疗保障制度的普惠性；2021年出台的《关于健全重特大疾病医疗保险和救助制度的意见》，从精准识别救助对象、强化与夯实三重制度综合保障、降低医疗成本与落实保障政策、引导社会力量参与等方面，对建立健全防范和化解因病致贫返贫长效机制做出了具体部署。

第四章

城乡医保整合的治理效果评估

2016年1月,国家发布了《关于整合城乡居民基本医疗保险制度的意见》,开始推进整合城镇居民基本医疗保险和新型农村合作医疗两项制度,逐步建立统一的城乡居民基本医疗保险制度,提升医保制度的公平性,确保城乡居民公平享有基本医疗保险权益的政策初衷。虽然国家层面的文件始于2016年,但各地方已经结合自身情况,在2010年前后开始陆续整合城乡居民医保的政策实践。为了探索基本医疗保险制度公平性改革对医保扶贫的政策影响,利用各地方先行实施城乡医保整合的政策试点,形成"准自然实验"的政策过程。本章利用中国健康与养老追踪调查(CHARLS)数据,对城乡医保整合缓解绝对贫困、以支出型贫困衡量的相对贫困、以贫困脆弱性衡量的长期贫困的政策效果进行实证计量评估。

第一节 城乡医保整合缓解绝对贫困的效果评估

一、引言

一场大病重病可以击垮普通家庭,使中低收入家庭陷入贫困,加深困难家庭的贫困程度。我国建立了城镇职工基本医疗保险、新型农村合作医疗、城镇居民基本医疗保险[①]制度。2015年,基本医疗保险的参保人数就已经达到13.36亿人,参保率保持在95%以上,基本实现全民覆盖的医疗保障体系。因病致贫、因病返贫多发于农村,城居保和新农合代表城乡居民基本医疗保险政策制度在报销待遇、医保服务目录、统筹层次和管理制

---

① 以下分别简称城职保、新农合、城居保。

度等方面都存在一定差异，导致医疗保障待遇欠公平。因此，只有优化基本医疗保险制度政策的水平与结构，推动覆盖广泛的城乡居民医疗保险制度完善，充分发挥基本医疗保险在健康扶贫中的关键治理作用，才能全力缓解和防止农村困难居民陷入因病致贫、因病返贫。2009年，国家明确提出探索建立城乡一体化的基本医疗保障管理制度。2012年，国家鼓励有条件的地区探索建立城乡统筹的居民基本医疗保险制度，部分省份和城市的试点工作开始启动。城乡居民医保整合的关键在于加快整合进程，2016年国务院正式出台了相关制度文件，全面整合城乡居民医保制度，旨在实现促进社会公平正义、增进人民福祉的政策目标。

广泛覆盖的医疗保险形成预付款和统筹机制，有助于患者应对医疗支出产生的经济风险，但不同医疗保险制度安排会产生不同的扶贫效果。我国公费医疗和城镇职工基本医疗保险在降低老年人医疗负担方面的作用明显高于其他医疗保险形式。新农合促进门诊和住院的医疗服务利用，但并没有显著降低农村居民的自付医疗支出，以及由于医疗费用引发的因病致贫和灾难性卫生支出的发生率，甚至有些研究发现新农合会增加自付医疗支出，需方和供方的道德风险也可能引发医疗成本过高的问题。城居保能够对遭遇大病风险的家庭有效起到缓解因病致贫、因病返贫的作用，也能提高参保居民的健康水平，但对慢性病、老年家庭的作用有限。早期研究文献大多认为新农合没有显著缓解因病致贫，原因有两方面：一方面，基本医疗保险城乡制度分割呈现"碎片化"，导致医疗保险的保障待遇不公平，新农合的实际报销比例要显著低于城居保；另一方面，多数研究的数据采用的是新农合建设初期2010年前后的数据，医疗保险在减少贫困上的作用不显著，新农合政策效应需要进一步释放。城居保虽然可以起到缓解因病致贫的作用，但由于实施补偿均等化的制度设计，低收入群体从基本医疗保险体系获益更少，并且低收入人群往往健康水平较低，有可能造成健康不公平，中高收入家庭获益更多，城居保的扶贫效应有"目标上移"的趋势。新农合能够提升非医疗家庭的消费支出，但对不同人群的收入影响存在异质性，中高收入人群更能够从新农合中获益。

实施城乡医保整合能够有效解决城乡医保待遇不公平问题，进一步释放缓解贫困的政策效应。从精准扶贫的角度看，城乡居民医保整合政策的初衷是改善基本医疗保险制度的城乡差异，让低收入、低消费的家庭和有实际健康需求的弱势群体从医疗保障中受益。城乡居民医保整合践行"报销就高不就低,用药就宽不就窄"的政策理念,这就为降低农村居民因病致贫发生率的效果提供了政策基础和制度保障。但在城乡居民医保整合的过程中,在缴费和待遇上,各地分别采取了一制一档和一制多档的差异性实施方案。前者做到了真正意义的制度整合,但会对医保基金形成一定压力。对于多数地区而言,后者第一档接近原来的新农合缴费标准,第二档接近城居保缴费标准,第三档略低于城职保的缴费标准,多档缴费有利于维持医保的参保率,但也存在基本医疗保险制度"合而不融"的情况,而且即使实现了缴费和受益的公平性,很有可能由于城乡之间医疗资源配置不平衡,城乡居民医保整合难以显著降低农村居民贫困发生率。现有研究表明,城乡医保整合可以有效缓解居民健康和医疗服务利用的机会不平等问题。尽管城乡医保整合提高了参保人和医疗资源分配的公平性,但分档缴费并与待遇挂钩的制度设计使得城乡居民医保制度整合过程中还存在公平性不足的问题。因此,城乡居民医保整合实际缓解因病致贫的政策效应就需要严谨的实证研究予以检验。

二、城乡医保整合政策的制度背景与发展进程

我国已于2003年、2007年分别建立了新型农村合作医疗和城镇居民基本医疗保险制度,将广大农村居民和城镇非就业居民纳入基本医疗保险覆盖范围,但由于主管部门分设和制度分割,城乡间基本医疗保险在缴费筹资标准、保障报销待遇、服务药品目录、经办服务管理等方面存在诸多差异。2009年,国家出台了《关于深化医药卫生体制改革的意见》,旨在为所有人提供负担得起的、公平的初级医疗保健服务,提出探索建立城乡一体化的基本医疗保障管理制度,以解决城乡之间医疗卫生不平等和运行效率低下的问题。随后,一些省市,特别是东部沿海经济发达地区,在医改政策文件的指导下,逐步启动了城乡医保一体化的试点政策。为了从整体上扭转城乡医保制度分割的局面,2016年1月,国家出台了《关于整合城乡居民基本医疗保险制度的意见》,中央政府统一制定了城乡医保整合的框架和政策,地方政府负责落实,围绕"六个统一",即统一覆盖范围、统一筹资政策、统一保障待遇、统一医保目录、统一定点管理、统一基金管理的基本思路,全面整合建立城乡居民医保制度,要求各统筹地区于2016年12月底前出台具体实施方案,推进城乡医保制度整合的规划与部署。

早在国家政策制度文件出台之前,各个地方就已结合自身情况,开始

逐步推进整合城乡医保制度建立，如：浙江嘉兴（2003年）、四川成都（2009年）、重庆（2009年）、天津（2010年）、山东（2014年）、广东（2012年）、宁夏（2010年）、青海（2013年）；2016年，上海、河北、湖北、内蒙古、江西、新疆、湖南、北京、广西推进；2017年，河北、吉林、云南、陕西推进；2018年，辽宁、贵州、西藏推进。多数地区都将新农合管理职能、信息系统等医保经办机构资源从卫生部门整合到人社部门。国家要求提高整合以后的城乡居民基本医疗保险的统筹层次，政策实践中各地落实城乡医保统筹层次从县级统筹提升为市级统筹，部分省份推进实现省级统筹。农村居民就医报销范围从县域扩展延伸到地市和省域范围，从过去的异地就医变为现在的本地就医，农村居民享受的待遇提高了。医保基金的抗风险能力得到了有效增强，优化了经办流程，提升了服务质量。在推进城乡医保整合政策的实施过程中，国家层面的政策指导合理确定统一的筹资标准，针对整合之前城居保和新农合个人缴费标准差别较大的区域，利用2~3年的时间，可暂时采取差别缴费的办法来逐步过渡，一方面避免个人筹资标准突然提升给农村居民带来的参保费用负担，另一方面也防止对参保稳定性产生的影响，进而对医保基金可持续性造成负面影响。因此，政策实施出现一制一档和一制多档并存的情况。

　　三项关键的政策变化可以潜在地提高医保扶贫的政策效果。首先，整合前城居保、新农合分别由人力资源和社会保障部、国家卫生健康委员会管理。实施整合政策后，城乡居民基本医疗保险由人社部门统一管理。城乡居民基本医疗保险制度的安排详情见表4.1.1。参加城乡居民基本医疗保险的参保人不存在城乡身份差异，即户口要求。统一管理缓解了人力资源浪费、财政经济负担，同时信息系统共享可以有效管理重复参保问题。2018年，我国政府成立了国家医疗保障局，负责城乡居民基本医疗保险和城镇职工基本医疗保险的制度管理与运营。

　　城乡居民基本医疗保险的筹资级别从县级提升到市级，极大提升了医疗保险的可携带性，并扩大药品和医疗服务目录。农村居民从乡镇或县城到地级市的高水平医疗服务机构就医时，可获得比新农合更高的报销比例，基金统筹也进一步增强了防范经济风险的能力。

表 4.1.1 城乡居民基本医疗保险制度

项目	医保类别		
	城居保	新农合	城乡居民医保
参保人群	城市非工作居民（包括婴幼儿、儿童和校园内的各类学生）	农村居民	未被城职保覆盖的农村和城市居民
保障待遇	主要用于住院病人，门诊病人的特定疾病有统一的报销比例	主要用于住院病人，门诊病人的特定疾病有统一的报销比例	主要用于住院病人，门诊病人的特定疾病有统一的报销比例
统筹层次	地市级	县级	地市级
筹资模式	个人缴费+政府补贴	个人缴费+政府补贴	个人缴费+政府补贴
可报销比例及药品和医疗服务范围	待遇更高，目录范围更宽	待遇更低，目录范围更窄	待遇就高不就低，目录就宽不就窄
实施时间	2007 年	2003 年	2009 年起各地方逐步进行政策试点，2016 年国家颁布正式政策文件
主管机构	人社部	卫健委	人社部，医保局（2018 年以后）

在实施并轨政策前，可在城乡居民医保与新农合个人缴费标准差异较大的地区，暂时采取差别化的缴费标准和待遇方案。中央政府允许地方政府逐步统一医疗服务范围和报销标准，用 2~3 年时间过渡。城乡医保整合后，实际人均缴费和待遇水平不应低于现行水平。在推进城乡医保整合的过程中，地方政府采取的政策存在差异。有的城市和省份采用一制一档，直接将新农合和城居保的筹资与保障待遇进一步整合到位；有的城市和省份则采用一制多档，将缴费标准与报销标准挂钩，见表 4.1.2。尽管一制一档对于城乡居民的医疗保障待遇没有差异，但相对较高的筹资缴费水平，可能会将低收入农村家庭排除在医疗保险体系之外，这有可能降低农村居民基本医疗保险的覆盖率。一制多档为参保人提供了多种医保方案，参保人可根据自身经济能力选择相应的医保方案，确保了低收入农村家庭医保的可及性。此外，一制多档的过渡方案可以缓解城乡医保一体化实施初期医保财政资金的紧缺压力，对于医保基金的稳定性有一定的积极

意义。一制多档的问题在于,尽管新农合和城居保正式整合成城乡居民医疗保险制度,但这并没有彻底改变医疗保险制度分割的实质政策制度安排。当医疗保险的公平性得到改善后,一制一档和一制多档对绝对贫困、相对贫困、长期贫困的政策效果有何差异?这个问题需要通过严谨的实证研究来回答。

表 4.1.2 城乡医保整合政策各地方实施时间与制度分档情况

制度安排	实施时间
一制一档	北京:2018 年年初;河北:2017 年年初;山西:2017 年年初;辽宁:2020 年年初;吉林:2017 年年初;上海:2016 年年初;安徽:2017 年 6 月底;江西:2017 年年初;河南:2017 年年初;湖北:2018 年年初;湖南:2017 年年初;广东:2012 年年底;广西:2017 年年初;贵州:2018 年年初;云南:2017 年年初;陕西:2017 年年初;甘肃:2017 年年初;青海:2013 年年中;新疆:2017 年年中;黑龙江:2018 年年初;山东:2014 年下半年;四川:2017 年年初;江苏:2018 年年初〔苏州(2012 年)、泰州(2017 年)〕;福建:2016 年年初〔(莆田(2013年)、漳州(2015 年)、宁德(2015 年)〕;浙江:2016 年 10 月〔丽水(2014 年)、湖州(2015 年)、台州(2015 年)〕
一制多档	黑龙江:齐齐哈尔(2016 年);浙江:杭州(2012 年)、宁波(2015年);山东:济南(2015 年)、青岛(2015 年)、潍坊(2015 年)、威海(2014 年);四川:资阳(2016 年)、甘孜(2015);内蒙古:呼和浩特市(2017 年)、赤峰市(2017 年)、呼伦贝尔市(2017 年)、兴安盟(2017 年)、锡林郭勒盟(2017 年)

数据来源:各地方政府公布的政策执行文件。

三、研究设计

(一)模型设定

本研究利用城乡居民医保整合在不同的省份和城市试点形成的"准自然实验",采用渐进 DID 作为基准模型,评估城乡居民医保整合对降低农村居民贫困发生率的效果,以及政策效应对不同特征群体产生的异质性影响。计量模型具体设定如下:

$$Poverty_{ist} = \beta_0 + \beta_1 Dpolicy_{ist} + \gamma x_{ist} + \mu_i + \lambda_t + \varepsilon_{it} \quad (4.1.1)$$

$$Poverty_{ist} = \beta_0 + \beta_2 Dpolicy_{ist,OSOS} + \beta_3 Dpolicy_{ist,OSMS} + \gamma x_{ist} + \mu_i + \lambda_t + \varepsilon_{it} \quad (4.1.2)$$

式中,$Poverty_{ist}$ 代表贫困发生率;$Dpolicy_{ist}$ 代表城乡医保整合政策变量;$Dpolicy_{ist,OSOS}$ 代表一制一档;$Dpolicy_{ist,OSMS}$ 代表一制多档;x_{ist} 代表个体、家

庭、社区（村）、城市和省份层面的控制变量；μ_i 和 λ_t 分别代表个体效应和时间效应；ε_{it} 代表随机误差项。

（二）数据来源

运用中国健康与养老追踪调查（CHARLS）数据，评估城乡医保整合缓解贫困的政策影响。选择 CHARLS 数据进行政策评估研究，有如下几方面的优势：第一，CHARLS 以高质量样本代表性和高水平数据访问应答率，在学术界得到广泛认可和应用，已建立良好可靠的学术研究声誉；第二，城乡医保整合政策是在全国城市和省份逐步推行的，CHARLS 公布受访样本所在的城市地理信息，为运用"准自然实验"政策评估方法提供可行性依据；第三，中老年人是医疗服务需求的主要群体，更是因病致贫、因病返贫的高发群体，CHARLS 数据更具有样本代表性。选择 2011 年、2013 年、2015 年、2018 年的数据，经删除参保其他不同类型医疗保险和在样本期之前进行城乡居民医保整合的样本，保留在城乡居民医保整合前后都参与新农合的样本，处理后的最终样本数为 44 044。

（三）变量设定

1. 被解释变量

贫困发生率的设定依据现行国家贫困线标准，2010 年不变价农民人均纯收入 2 300 元，分别对应 2011 年 2 536 元、2013 年 2 736 元、2015 年 2 855 元、2018 年 2 995 元。如果农村居民人均纯收入低于对应年份的贫困标准则取值为 1，否则取值为 0。下文采用世界银行确定的贫困标准，每人每天 1.25 美元，进行稳健性检验。

2. 关键解释变量

城乡医保整合政策变量的设定包含两种情况。（1）$Dpolicy_{ist}$ 代表个体 i 所在 s 省份或城市，在 t 时间推行了城乡居民医保整合政策，取值为 1，否则为 0。（2）依据政策实施是否存在多档参保制度安排，设定 $Dpolicy_{ist,OSOS}$ 代表一制一档为 1，否则为 0；$Dpolicy_{ist,OSMS}$ 代表一制多档为 1，否则为 0，以没有发生政策实施的样本作为对照基准。

3. 控制变量

个体层面：年龄、性别、婚姻、受教育程度、自评健康。家庭层面：家庭规模和家庭支出。社区（村）层面：铺设柏油路、铺设下水道系统。宏观层面：城市人均 GDP（对数）和省医疗床位数。各变量具体定义和描述性统计结果见表 4.1.3。

表 4.1.3 各变量具体定义和描述性统计

变量名称	变量定义	均值	方差	最小值	最大值
贫困率	发生贫困为1，否则为0	0.42	0.49	0	1
城乡医保整合	政策实施为1，否则为0	0.31	0.46	0	1
一制一档	政策一档为1，否则为0	0.26	0.44	0	1
一制多档	政策多档为1，否则为0	0.04	0.20	0	1
年龄	年龄/岁	59.58	10.00	0	99
性别	女性为1，男性为0	0.52	0.50	0	1
婚姻	已婚（同居）为1，未婚为0	0.88	0.33	0	1
小学	小学及以下为1，否则为0	0.70	0.46	0	1
中学	初中为1，否则为0	0.19	0.39	0	1
高中	高中为1，否则为0	0.11	0.31	0	1
自评健康	健康状况好为1，否则为0	0.29	0.45	0	1
家庭规模	家庭共同生活成员数量	2.93	1.57	1	16
家庭支出	家庭一年消费支出（对数）	9.81	1.27	0	14.69
社区（村）柏油路	铺设为1，否则为0	0.60	0.49	0	1
社区（村）下水道系统	铺设为1，否则为0	0.19	0.39	0	1
城市人均GDP	城市人均GDP（亿元，对数）	10.49	0.59	8.84	12.2
省医疗床位数	省每万人医疗床位数/张	48.87	10.23	27.73	75.48

注：家庭支出和城市人均 GDP 均为对数形式。

四、实证结果分析

（一）基准回归结果分析

城乡医保整合对农村居民贫困发生率影响的基准回归结果见表 4.1.4。CHARLS 仅在 2011 年公布了社区（村）特征数据，并将其进一步匹配到其他几年的数据中，匹配数据的处理也潜在假定在样本期内社区（村）特征相对稳定，模型（1）相比于模型（2）没有控制社区（村）特征，结果表明是否控制社区（村）层面的特征对城乡医保整合政策效果的影响不大。

表 4.1.4 基准回归结果

变量	贫困率（1）	贫困率（2）	贫困率（3）
城乡医保整合	-0.0764***	-0.0730***	—
	(0.014)	(0.014)	—
一制一档	—	—	-0.0574***
	—	—	(0.012)
一制多档	—	—	-0.0813***
	—	—	(0.016)
年龄	0.0070***	0.0071***	0.0071***
	(0.000)	(0.000)	(0.000)
性别	-0.0028	-0.0019	-0.0018
	(0.006)	(0.006)	(0.006)
婚姻	-0.0087	-0.0108	-0.0106
	(0.009)	(0.009)	(0.009)
中学	-0.0476***	-0.0445***	-0.0444***
	(0.008)	(0.008)	(0.008)
高中以上	-0.0335***	-0.0296***	-0.0295***
	(0.010)	(0.010)	(0.010)
自评健康	-0.0401***	-0.0374***	-0.0371***
	(0.006)	(0.006)	(0.006)
家庭规模	-0.0151***	-0.0143***	-0.0143***
	(0.002)	(0.002)	(0.002)
家庭支出	-0.0529***	-0.0512***	-0.0511***
	(0.003)	(0.003)	(0.003)
社区（村）柏油路	—	-0.0131**	-0.0125*
	—	(0.006)	(0.006)
社区（村）下水道系统	—	-0.0647***	-0.0662***
	—	(0.008)	(0.008)

续表

变量	贫困率（1）	贫困率（2）	贫困率（3）
城市人均GDP（对数）	-0.0703***	-0.0576***	-0.0551***
	(0.005)	(0.006)	(0.006)
省医疗床位数	0.0001	-0.0006	-0.0007
	(0.001)	(0.001)	(0.001)
样本量	44 044	44 044	44 044
R^2	0.443	0.445	0.445

注：***、**、*分别表示在1%、5%和10%的统计水平上显著，括号内为标准误差，在本节回归结果报告中作为相同解释说明。家庭支出和城市人均GDP都采用对数形式。表中三个模型的被解释变量均为贫困发生率。模型（1）与模型（2）、（3）相比，未控制社区（村）层面的变量。

城乡医保整合可以有效降低农村居民的贫困发生率（7.3%），缓解因病致贫的发生。模型（3）的估计结果表明，一制一档、一制多档分别降低5.74%、8.13%的贫困发生率，一制多档政策效果要比一制一档更强。其中可能原因是部分地方城乡间个人缴费差距过大，在过渡期间采用多档制，其中最低档缴费相对较低，这在医保制度政策整合的初期，在一定程度上巩固了低收入农村居民医保的可及性。在政策实施以后，统筹层次的提升也扩大了农村居民就医属地范围，农村居民相比于原来能享受到更完善的高质量医疗服务。短期来看，一制多档表现出更好的扶贫作用；关于一制一档和一制多档的长期扶贫效果，即对贫困脆弱性的影响，将在后续研究中进行检验。随着年龄的增加，发生贫困的可能性升高，其中一个重要原因是年龄的增长会伴随着健康问题，医疗费用支出也不断增加，家庭经济负担也越来越重。受教育程度高表明可能获得更多的工作机会与收入，家庭成员较多可以在一定程度上彼此分担经济风险，更高水平家庭消费支出、完善社区（村）基础设施和城市经济发展水平都进一步降低了贫困发生的可能性。

（二）异质性检验

本研究从健康和支出两个维度，分析城乡医保整合政策效应的异质性影响（表4.1.5）。

模型（1）~（4）根据年龄、是否患有慢性病分组。研究结果表明城乡医保整合对中低龄群体的减贫作用更大，可以显著降低11.07%的贫困发生率；对高龄群体的作用也较为显著，但作用相对较小，可以显著降低

4.97%的贫困发生率。

表 4.1.5 异质性分析

变量	高龄群体（1）	中低龄群体（2）	未患慢性病（3）	患有慢性病（4）
城乡医保整合	-0.049 7*	-0.110 7***	-0.070 9**	-0.086 7***
	(0.027)	(0.023)	(0.028)	(0.023)
控制变量	Y	Y	Y	Y
样本量	14 096	16 737	10 892	20 067
R^2	0.508	0.502	0.510	0.496
变量	高家庭消费（5）	中低家庭消费（6）	高医疗支出（7）	中低医疗支出（8）
城乡医保整合	-0.075 8***	-0.073 8***	-0.068 9***	-0.097 3***
	(0.025)	(0.025)	(0.023)	(0.027)
控制变量	Y	Y	Y	Y
样本量	13 826	17 044	19 071	12 031
R^2	0.494	0.496	0.496	0.527

城乡医保整合政策对实际患有慢性病的群体减贫作用更大，可以降低8.67%的贫困发生率，对于未患有慢性病的群体可以降低7.09%的贫困发生率。模型（5）~（8）根据家庭消费支出、医疗支出分组。研究结果表明，在不同消费层次的家庭中，城乡医保整合的减贫作用并无显著差异（7.58%、7.38%），这表明医保公平性得到提升，在一定程度上改善了整合之前居民医保受益公平性问题。城乡医保整合对不同医疗支出的群体均有政策减贫效果，对中低医疗支出群体的效果相对较大，但对较高医疗支出群体的效果也有显著的减贫作用（9.73%、6.89%）。通过异质性分析检验政策实施对不同特征人群的政策效果，城乡医保整合对实际健康需求群体有更好的减贫效果，在不同支出层次之间并没有表现出较大的差异。

（三）影响机制分析

城乡医保整合通过"六个统一"的政策制度安排，促进了基本医疗保险制度的公平性。一是缩小城乡医保待遇差距，逐步统一支付标准，提升农村居民就医的实际报销比例。二是统一城乡居民就医诊疗服务项目和医疗药品目录，规定医疗服务和药品实际支付范围，并鼓励地方依据本地参保居民的就医需求，结合动态调整优化和分级管理，调整服务结构和药品种类。农村居民就医过程中可以使用种类更多的药品和范围更广的医疗服务，这就能改善"有病不医"，缓解"小病拖大病"，从根本上实现农村居民就医诊疗服务和药品的可及性，为有效就医需求得到充分满足创造条件。三是农村居民首诊多数为基层医疗机构，城乡居民医保整合以后，政策内的报销比例相比于更高级别的医疗卫生机构会更高，在实施政策进程中医保待遇政策向贫困人口倾斜。因此，城乡医保整合就可能通过上述潜在影响机制直接降低农村居民家庭医疗费用支出，避免因大病重病产生的医疗费用陷入经济困境，实现缓解农村居民因病致贫、因病返贫的政策效果。城乡医保整合对家庭医疗支出的影响机制分析见表4.1.6。结果表明，城乡医保整合可以直接降低16.07%的家庭医疗支出。模型（2）~（3）基于家庭收入中位数分组结果表明，城乡医保整合对中低收入分组作用更为显著，可以降低31.7%的家庭医疗支出。

表4.1.6 城乡医保整合对家庭医疗支出的影响机制分析

变量	家庭医疗支出 全样本（1）	家庭医疗支出 高收入（2）	家庭医疗支出 中低收入（3）
城乡医保整合	-0.1607*	-0.0156	-0.3170**
	(0.088)	(0.188)	(0.153)
年龄	0.0448***	0.0530***	0.0378***
	(0.002)	(0.004)	(0.003)
性别	0.1076***	0.2063***	0.0884*
	(0.034)	(0.075)	(0.053)
婚姻	0.5142***	0.8238***	0.3688***
	(0.057)	(0.140)	(0.083)
中学	-0.0022	-0.0230	-0.0135
	(0.046)	(0.092)	(0.076)
高中以上	-0.1084*	-0.0615	-0.1117
	(0.060)	(0.118)	(0.100)
自评健康	-1.0110***	-1.0327***	-0.9509***
	(0.040)	(0.082)	(0.065)

续表

变量	家庭医疗支出 全样本（1）	家庭医疗支出 高收入（2）	家庭医疗支出 中低收入（3）
家庭规模	-0.002 5	-0.010 4	-0.009 7
	(0.012)	(0.026)	(0.019)
家庭支出	0.928 3***	0.923 2***	0.973 7***
	(0.018)	(0.043)	(0.027)
社区（村）柏油路	-0.170 5***	-0.193 4**	-0.151 1***
	(0.038)	(0.083)	(0.058)
社区（村）下水道系统	-0.153 7***	-0.193 9**	0.011 1
	(0.048)	(0.093)	(0.081)
城市人均 GDP（对数）	-0.166 0***	-0.218 2***	-0.133 0**
	(0.034)	(0.070)	(0.056)
省医疗床位数	0.026 0***	0.035 3***	0.021 1***
	(0.003)	(0.007)	(0.005)
样本量	41 559	10 528	18 435
R^2	0.467	0.529	0.524

注：表中三个模型的被解释变量均为家庭医疗费用自付支出（对数）。

（四）稳健性检验

1. 安慰剂检验

双重差分估计策略可以有效控制不随时间变化且无法观测的变量，但对可能随着时间变化且无法观测的重要因素依然无法控制，即政策效应可能受到潜在的影响。本研究通过一个安慰剂检验来排除这种可能性，从而实现对基准回归结果进行稳健性检验的目的。具体的安慰剂检验设定如下：例如山东省实施城乡居民医保整合的时间是 2014 年，安慰剂检验假定山东省城乡居民医保整合政策实施的年份是 2012 年。广东省多数 CHARLS 样本中城市政策实施是 2012 年，安慰剂检验假定广东省城乡居民医保整合政策实施的年份是 2010 年。全部样本政策实施时间都统一根据 CHARLS 数据访问年度向前递推一期。如果城乡居民医保整合的政策效应不是某些不可观测且随时间变动所导致的情况，那么在安慰剂检验中就不会看到和前面实证分析类似的显著结果。根据安慰剂检验估计的结果

(表 4.1.7）表明，样本潜在的不可观测且随时间变动的趋势因素并不是导致政策效果的原因。

表 4.1.7　安慰剂检验

变量	贫困率（1）	贫困率（2）
城乡医保整合	0.014 2	0.009 1
	(0.013)	(0.013)
年龄	0.007 0***	0.007 0***
	(0.000)	(0.000)
性别	−0.003 4	−0.002 5
	(0.006)	(0.006)
婚姻	−0.008 0	−0.010 3
	(0.009)	(0.009)
中学	−0.048 4***	−0.045 0***
	(0.008)	(0.008)
高中以上	−0.034 3***	−0.030 2***
	(0.010)	(0.010)
自评健康	−0.043 7***	−0.040 7***
	(0.006)	(0.006)
家庭规模	−0.015 4***	−0.014 5***
	(0.002)	(0.002)
家庭支出	−0.053 3***	−0.051 5***
	(0.003)	(0.003)
社区（村）柏油路	—	−0.015 1**
	—	(0.006)
社区（村）下水道系统	—	−0.069 1***
	—	(0.008)
城市人均 GDP（对数）	−0.079 4***	−0.064 9***
	(0.005)	(0.006)

续表

变量	贫困率（1）	贫困率（2）
省医疗床位数	0.000 9	0.000 0
	(0.001)	(0.001)
样本量	44 044	44 044
R^2	0.441	0.443

注：模型（1）未控制社区（村）层面的变量。

2. 贫困度量

基于已有政策评估文献，本研究将被解释变量贫困发生率的贫困线确定标准从国家规定的农村贫困线转换为世界银行设定的每人每天1.25美元的贫困线，以此来检验城乡医保整合缓解农村居民贫困政策效应的稳健性。模型（2）～（3）的结果（表4.1.8）表明，与基准回归结果基本保持一致，城乡居民医保整合降低农村居民贫困发生率的政策效应保持稳健。

表4.1.8 贫困标准的测量

变量	贫困率（1）	贫困率（2）	贫困率（3）
城乡医保整合	-0.077 9***	-0.074 3***	—
	(0.014)	(0.014)	—
一制一档	—	—	-0.056 2***
	—	—	(0.012)
一制多档	—	—	-0.076 7***
	—	—	(0.016)
年龄	0.007 0***	0.007 0***	0.007 0***
	(0.000)	(0.000)	(0.000)
性别	-0.003 6	-0.002 7	-0.002 5
	(0.006)	(0.006)	(0.006)
婚姻	-0.008 6	-0.010 8	-0.010 6
	(0.009)	(0.009)	(0.009)
中学	-0.049 0***	-0.045 6***	-0.045 5***
	(0.008)	(0.008)	(0.008)

续表

变量	贫困率（1）	贫困率（2）	贫困率（3）
高中以上	-0.034 8***	-0.030 6***	-0.030 5***
	(0.010)	(0.010)	(0.010)
自评健康	-0.042 9***	-0.039 9***	-0.039 7***
	(0.006)	(0.006)	(0.006)
家庭规模	-0.015 2***	-0.014 3***	-0.014 3***
	(0.002)	(0.002)	(0.002)
家庭支出（对数）	-0.053 5***	-0.051 7***	-0.051 5***
	(0.003)	(0.003)	(0.003)
社区（村）柏油路	—	-0.015 4**	-0.014 8**
	—	(0.006)	(0.006)
社区（村）下水道系统	—	-0.068 1***	-0.069 5***
	—	(0.008)	(0.008)
城市人均GDP（对数）	-0.071 9***	-0.058 2***	-0.056 1***
	(0.005)	(0.006)	(0.006)
省医疗床位数	0.000 3	-0.000 4	-0.000 5
	(0.001)	(0.001)	(0.001)
样本量	44 044	44 044	44 044
R^2	0.442	0.444	0.444

注：模型（1）未控制社区（村）层面的变量。

五、结论与政策建议

（一）结论

1. 城乡医保整合充分发挥了基本医疗保险扶贫减贫的政策效应

城乡医保整合显著降低了农村居民7.3%的贫困发生率。一制一档和一制多档均能充分有效地降低农村居民贫困发生率（5.74%、8.13%），一制多档的实际政策效果略强，其潜在原因是国家层面城乡医保整合政策制度的安排在部分地方城乡间个人缴费差距过大，在过渡期间采用多档制，且最低档缴费相对较低，这在政策整合初期一定程度上巩固了低收入农村居民医保的可及性；在政策实施以后统筹层次的提升，也扩大了农村居民就医属地范围，农村居民相比于以往能享受到更完善且高质量的医疗服务。短期来看，一制多档表现出的减贫效果略强，但长期的医保扶贫效果还需要更进一步的实证检验。

2. 城乡医保整合的减贫作用在健康和支出两个维度上表现出一定的异质性

年龄分组的结果表明，城乡医保整合对中低龄群体作用更大（11.07%），对高龄群体作用相对较小（4.97%），可能的原因是高龄群体受限于行动能力，潜在医疗服务需求未得到充分满足。相比于未患有慢性病的群体，城乡医保整合对患有慢性病群体的减贫作用更大（8.67%、7.09%）。城乡医保整合对不同家庭支出群体均有显著的减贫作用，并没有显著的异质性（7.58%、7.38%），但费用相比于高医疗费用支出群体对中低医疗费用支出群体有更大的减贫作用（9.73%、6.89%）。从短期情况看，整体上城乡医保整合的减贫效果在健康维度上表现出益贫性，但在支出维度上的益贫性表现并不明显，城乡医保整合减贫效应有待进一步释放。

3. 城乡医保整合有效促进基本医疗保险制度的公平性

通过对影响机制的分析，城乡医保整合缩小了城乡间医保待遇差距，逐步统一了支付标准和保障范围，提升了农村居民就医的实际报销比例，统一了城乡居民就医诊疗服务项目和医疗药品目录，扩大了农村居民就医享有的药品和服务范围，在政策实施过程中医保待遇政策向贫困人口倾斜。城乡医保整合显著降低了农村居民 16.07% 的医疗支出，进一步显著降低中低收入分组 31.7% 的家庭医疗支出，对高收入分组家庭的效果并不显著。

（二）政策建议

1. 推进城乡居民基本医疗保险整合向深入融合转变

在城乡医保整合政策实施的过渡阶段，存在一制一档和一制多档并存的政策制度安排，减贫政策效果评估表现出一定的差异性。城乡医保整合政策实施的过渡期间，一制多档在维持医保参保率和基金的稳定运行方面，有其积极的作用，但并未改变基本医疗保险制度城乡分割的政策事实。一制一档从根本上促进了医保制度的公平性，对于弱势群体形成稳定医疗保障的长期政策预期，具有更重要的长期减贫意义。因此，只有坚定不移地推进城乡医保整合从政策统一整合走向制度深度融合，才能充分释放医保扶贫的政策效应，这是治理因病致贫的重要政策选择。

2. 促进不同政策组合与城乡基本医疗保险的有效衔接

通过不同公共政策的组合，避免高龄失能弱势群体被排除在医疗保障和医疗服务体系之外。一是应当结合社会救助、医养结合等重要社会政策组合，借助社区基层力量，关注满足高龄弱势老年人潜在医疗服务需求的政策设计，进一步实现城乡医保整合的减贫效应在全年龄段的普惠性。二是完善门诊慢性病、特殊疾病和住院保障待遇，降低农村弱势群体的医疗费用负担。三是应更加注重城乡医保整合后的基本医疗保险制度与大病保险、医疗救助的政策衔接效果，针对较高医疗费用支出群体的减贫作用仍需加强，应充分实现医保扶贫目标的政策组合衔接设计。

3. 提升医保扶贫的益贫性与平衡医保基金的可持续性

注重保持政策制定实现全面统一深入融合后的配套政策设计。一是应关注农村居民享有的实际报销比例，对地方结合本地医疗服务范围和药品目录范围形成具体的政策安排，进一步改善中低收入群体的医保受益效果，对基本医疗保险的扶贫效果提质增效。二是不仅要对官方认定的建档立卡的贫困人口、低保户、低保边缘家庭、特困供养人员、残疾残障人士提供医疗保障支持；更要适度对缺乏保障的低收入群体提供一定的参保补贴，确保其不因筹资标准突然提高而失去参保机会，进而被排斥在基本医疗保险体系之外；确保整合后基本医疗保险对低收入弱势群体的可及性，进一步稳定农村居民基本医疗保险的参保率。三是合理设定医疗服务范围和药品的目录，以及结合医疗保险的按病种付费、总额控制等医保控费机制，尤其是对起付线、共付比、封顶线的设计，防止因医保报销待遇的提升造成医保基金支出压力，维持医保基金平稳可持续运营。

第二节　城乡医保整合缓解相对贫困的效果评估

一、引言

我国扶贫攻坚战略是一场伟大的人民奋斗史诗，更是党和政府始终以人民为中心的发展理念的现实行动，实现了战胜绝对贫困的全面胜利。一场医疗支出费用高昂的大病和需要长期持续治疗的慢性病，以及已形成残疾损伤的重病，都会导致中低收入家庭陷入因病致贫、因病返贫的艰难处境。党的十九届四中全会提出建立解决相对贫困的长效机制，我国贫困治理的政策方向从消除绝对贫困转向治理相对贫困。相对贫困往往表现为低收入贫困、支出型贫困、城乡流动型贫困、暂时性贫困、区域不平衡的发展型贫困、特殊群体贫困。因病致贫、因病返贫是支出型贫困的主要成因。因此,有效治理因病致贫、因病返贫是建立解决相对贫困长效机制的重要政策举措。

2009年,国家出台了《关于深化医药卫生体制改革的意见》,标志着新医改的起点,文件明确提出了基本医疗保险的全面覆盖目标,减轻城乡居民医疗费用负担,缓解"看病难、看病贵"问题。2015年,国家出台了《关于整合城乡居民基本医疗保险制度的意见》,整合后的城乡居民基本医疗保险践行"报销就高不就低,用药就宽不就窄"的政策理念,避免让更多低收入人群陷入因病致贫的困境。2020年,中共中央、国务院印发《关于深化医疗保障制度改革的意见》,明确提出完善基本医疗保险制度,建立防范和化解因病致贫返贫长效机制。城乡医保整合的政策实施有利于改善我国医疗保险制度城乡分割的状态,实现待遇统一,但缓解因病致贫与灾难性卫生支出的政策效应有待验证。城乡医保整合进一步推动医保公平性的改善,在多大程度上缓解了表现为支出型贫困的因病致贫,改善了高额医疗自付费用导致的相对贫困?这一问题的回答对于确定未来医保改革政策的方向有着十分重要的借鉴意义。本研究利用城乡医保整合在各省逐步开展试点形成的"准自然实验",结合中国健康与养老追踪调查(CHARLS)数据,实证评估城乡居民医保整合缓解农村居民因病致贫和灾难性卫生支出的政策效果,为建立防范和化解因病致贫的长效医疗保障机制提供政策依据。

二、研究设计

(一)模型设定

本研究利用城乡居民医保整合在不同的省份和城市试点形成的"准自然实验",采用渐进DID作为基准模型,评估城乡居民医保整合对缓解农村居民灾难性卫生支出和因病致贫的政策效果,以及政策效应对不同特征群体产生的异质性影响。计量模型具体设定如下:

$$CHE_{ist}=\beta_0+\beta_1 Dpolicy_{ist}+\gamma x_{ist}+\mu_i+\lambda_t+\varepsilon_{it} \quad (4.2.1)$$

$$CHE_{ist}=\beta_0+\beta_2 Dpolicy_{ist,OSOS}+\beta_3 Dpolicy_{ist,OSMS}+\gamma x_{ist}+\mu_i+\lambda_t+\varepsilon_{it} \quad (4.2.2)$$

式中,CHE_{ist}代表灾难性卫生支出或者因病致贫;$Dpolicy_{ist}$代表城乡医保整合政策变量;$Dpolicy_{ist,OSOS}$代表一制一档;$Dpolicy_{ist,OSMS}$代表一制多档;x_{ist}代表个体、家庭、社区(村)、城市和省份层面的控制变量;μ_i和λ_t分别代表个体效应和时间效应;ε_{it}代表随机误差项。

(二) 数据来源

运用中国健康与养老追踪调查(CHARLS)数据,选择CHARLS四期(2011年、2013年、2015年、2018年)全国追踪样本数据,评估城乡医保整合对灾难性卫生支出发生率、因病致贫发生率的政策影响。城乡医保整合政策在各省份、城市逐步展开试点,本研究通过各省份、城市的政府官方网站查询并整理城乡医保整合政策实施时间,根据CHARLS公布的城市地理信息进行数据库匹配。城乡医保整合政策的实施促进了基本医疗保险的公平性,改善了城乡医保制度分割的局面。因此,政策评估重点关注缓解农村居民灾难性卫生支出和因病致贫的情况,删除受访者参加其他不同类型医疗保险的情况,以及在样本期之前进行城乡居民医保整合的样本,保留在城乡居民医保整合前后都参与新农合的样本,经过数据处理与清洗后的最终样本数为44 463。

(三) 变量设定

1. 被解释变量

(1) 因病致贫。具体包括三种情况:① 家庭人均医疗支出超过了家庭人均收入;② 家庭人均收入处于贫困线以上,但在扣除家庭人均医疗费用支出后,则处于贫困线以下;③ 家庭人均收入处于贫困线以下,同时所产生的家庭人均医疗费用支出大于0,这表明医疗费用支出加深了贫困的程度。如果是上述三种情况中的一种,那么取值为1,否则为0。贫困线根据国家制定的农村扶贫标准来确定①。

(2) 灾难性卫生支出。计算方式和阈值选取均依据世界卫生组织的相关研究,即当家庭自付医疗费用支出超过家庭可支付能力的特定临界值,则认为家庭发生灾难性卫生支出,设为1,否则设为0。采用不同的临界值(5%、10%、20%、30%、40%),汇报全部结果,呈现灾难性卫生支出更全面的信息。

2. 关键解释变量

城乡医保整合政策变量的设定包含两种情况:(1) $Dpolicy_{ist}$代表个体i所在s省份或城市,在t时间推行城乡居民医保整合政策则取值为1,否则为0。(2) 依据政策实施是否存在多档参保制度安排差别,设定

---

① 2010年价格水平为农村居民每人每年2 300元。针对CHARLS调查年份的数据,对应数据为2011年2 536元、2013年2 736元、2015年2 855元、2018年2 995元。

$Dpolicy_{ist,OSOS}$代表一制一档为1,否则为0;$Dpolicy_{ist,OSMS}$代表一制多档为1,否则为0,以没有发生政策实施样本作为对照基准。

3. 控制变量

个体层面:年龄、性别、婚姻、受教育程度分组虚拟变量。家庭层面:家庭规模和家庭消费。社区(村)层面:柏油路、下水道系统。宏观层面:城市人均GDP(对数)和省医疗床位数。各变量具体定义和描述性统计结果见表4.2.1。

表4.2.1 各变量具体定义和描述性统计

变量	变量定义	均值	标准差	最小值	最大值
因病致贫	发生因病致贫为1,否则为0	0.454	0.498	0	1
灾难性卫生支出(40%)	超出临界值为1,否则为0	0.278	0.448	0	1
灾难性卫生支出(30%)	超出临界值为1,否则为0	0.356	0.479	0	1
灾难性卫生支出(20%)	超出临界值为1,否则为0	0.458	0.498	0	1
灾难性卫生支出(10%)	超出临界值为1,否则为0	0.610	0.488	0	1
灾难性卫生支出(5%)	超出临界值为1,否则为0	0.718	0.450	0	1
城乡医保整合	政策实施为1,否则为0	0.312	0.463	0	1
一制一档	政策一档为1,否则为0	0.263	0.440	0	1
一制多档	政策多档为1,否则为0	0.0413	0.199	0	1
年龄	年龄(岁)	59.63	9.991	35	99
性别	女性为1,男性为0	0.517	0.500	0	1
婚姻	已婚(同居)为1,未婚为0	0.878	0.328	0	1
小学	小学及以下为1,否则为0	0.704	0.457	0	1
中学	初中为1,否则为0	0.187	0.390	0	1
高中以上	高中为1,否则为0	0.109	0.312	0	1

续表

变量	变量定义	均值	标准差	最小值	最大值
家庭规模	家庭共同生活成员数量	2.925	1.568	1	16
家庭消费（对数）	家庭一年全部消费支出	9.815	1.273	0	14.69
社区（村）柏油路	铺设为1，否则为0	0.600	0.490	0	1
社区（村）下水道系统	铺设为1，否则为0	0.190	0.392	0	1
城市人均GDP（对数）	城市人均GDP（对数）	10.49	0.587	8.842	12.20
省医疗床位数	省每万人医疗床位数/张	48.94	10.25	27.73	75.48

注：描述性统计分析基于被解释变量为因病致贫情况下的基准回归，对应样本数为44 463，5个临界值对应的灾难性卫生支出变量对应的样本数为41 792。

三、实证结果分析

（一）基准回归结果分析

城乡医保整合对农村居民因病致贫和灾难性卫生支出影响的基准回归结果见表4.2.2和表4.2.3。模型（1）城乡医保整合可以有效降低农村居民3.54%的因病致贫发生率。模型（2）的估计结果表明，一制一档、一制多档分别降低0.72%、6.45%的因病致贫发生率，但一制一档的结果并不显著，这一评估结果与贫困发生率效果评估相似。可能原因是部分地方城乡间个人缴费差距过大，在过渡期间采用多档制，其中最低档缴费相对较低，对于低收入农村居民来说，更可能选择低档位的城乡居民基本医疗保险；整合后基本保险没有排斥低收入农村居民，确保医疗保障的可及性，统筹层次的提升也扩大了农村居民就医属地范围，农村居民相比于医保整合之前能享受到更大属地就医诊疗服务。短期来看，一制多档表现出更好地缓解因病致贫作用，这也与城乡医保整合对贫困发生率的政策效果对应。模型（3）~（7）的估计结果表明，城乡医保整合从整体上可以显著地降低不同临界值的灾难性卫生支出发生率4.82%（5%）、5.5%（10%）、4.64%（20%）、2.5%（30%），可以降低1.71%的40%临界值定义灾难性卫生支出，但结果并不显著。

表 4.2.2 基准回归结果（一）

变量	因病致贫（1）	因病致贫（2）	CHE（40%）（3）
城乡医保整合	-0.035 4**	—	-0.017 1
	(0.014)	—	(0.013)
一制一档	—	-0.007 2	—
	—	(0.013)	—
一制多档	—	-0.064 5***	—
	—	(0.017)	—
年龄	0.008 0***	0.008 0***	0.009 5***
	(0.000)	(0.000)	(0.000)
性别	0.003 6	0.003 9	0.009 5*
	(0.006)	(0.006)	(0.005)
婚姻	0.006 1	0.006 3	0.078 8***
	(0.010)	(0.010)	(0.009)
中学	-0.047 6***	-0.047 2***	-0.041 2***
	(0.008)	(0.008)	(0.007)
高中以上	-0.028 2***	-0.027 6***	-0.037 0***
	(0.010)	(0.010)	(0.009)
家庭规模	-0.014 5***	-0.014 5***	-0.034 2***
	(0.002)	(0.002)	(0.002)
家庭支出（对数）	-0.022 9***	-0.022 7***	0.003 4
	(0.002)	(0.002)	(0.003)
社区（村）柏油路	-0.017 0**	-0.016 7**	-0.038 1***
	(0.007)	(0.007)	(0.006)
社区（村）下水道系统	-0.051 9***	-0.053 0***	-0.008 4
	(0.008)	(0.008)	(0.007)
城市人均 GDP（对数）	-0.049 8***	-0.049 3***	-0.013 9***
	(0.006)	(0.006)	(0.005)
省医疗床位数	0.000 2	0.000 4	0.002 1***
	(0.001)	(0.001)	(0.001)

续表

变量	因病致贫（1）	因病致贫（2）	CHE（40%）（3）
样本量	44 463	44 463	41 792
R^2	0.409	0.410	0.416

注：***、**、*分别表示在1%、5%和10%的统计水平上显著，括号内为标准误差，在本节回归结果报告中作为相同解释说明。家庭支出和城市人均GDP都采用对数形式。

表4.2.3 基准回归结果（二）

变量	CHE（30%）(4)	CHE（20%）(5)	CHE（10%）(6)	CHE（5%）(7)
城乡医保整合	-0.025 0*	-0.046 4***	-0.055 0***	-0.048 2***
	(0.014)	(0.014)	(0.015)	(0.014)
年龄	0.010 2***	0.010 3***	0.009 6***	0.007 8***
	(0.000)	(0.000)	(0.000)	(0.000)
性别	0.009 7*	0.010 9*	0.010 5*	0.014 8***
	(0.006)	(0.006)	(0.006)	(0.006)
婚姻	0.094 4***	0.103 4***	0.104 9***	0.091 1***
	(0.010)	(0.010)	(0.010)	(0.009)
中学	-0.040 2***	-0.037 6***	-0.021 0***	-0.011 9
	(0.008)	(0.008)	(0.008)	(0.008)
高中以上	-0.045 0***	-0.051 4***	-0.046 7***	-0.029 3***
	(0.010)	(0.010)	(0.010)	(0.010)
家庭规模	-0.030 9***	-0.022 1***	-0.011 8***	-0.000 6
	(0.002)	(0.002)	(0.002)	(0.002)
家庭支出（对数）	-0.007 7**	-0.018 6***	-0.021 4***	-0.013 4***
	(0.003)	(0.003)	(0.003)	(0.003)
社区（村）柏油路	-0.048 5***	-0.048 1***	-0.037 0***	-0.027 8***
	(0.007)	(0.007)	(0.007)	(0.006)
社区（村）下水道系统	-0.006 2	-0.025 9***	-0.042 6***	-0.050 5***
	(0.008)	(0.008)	(0.008)	(0.008)

续表

变量	CHE (30%) (4)	CHE (20%) (5)	CHE (10%) (6)	CHE (5%) (7)
城市人均GDP（对数）	-0.0180***	-0.0170***	-0.0399***	-0.0400***
	(0.006)	(0.006)	(0.006)	(0.006)
省医疗床位数	0.0024***	0.0027***	0.0033***	0.0032***
	(0.001)	(0.001)	(0.001)	(0.001)
样本量	41 792	41 792	41 792	41 792
R^2	0.420	0.422	0.414	0.403

注：***、**、*分别表示在1%、5%和10%的统计水平上显著，括号内为标准误差，在本节回归结果报告中作为相同解释说明。家庭支出和城市人均GDP都采用对数形式。

随着年龄的增加，发生因病致贫和灾难性卫生支出的可能性变大，其中一个重要原因是老年人随着年龄增长，健康损耗不断上升，对于医疗服务的需求也逐渐增长，医疗费用支出不断增加，健康风险更容易转化为家庭负担高额医疗费用的经济风险。受教育程度高表明可能获得更多的工作机会与收入，家庭成员较多可以进一步分散风险，更高水平家庭消费支出的特征、完善社区（村）基础设施也都表明有更低水平灾难性卫生支出的发生率。

（二）异质性分析检验

从健康和支出两个维度，可以分析城乡医保整合政策效应的异质性影响（表4.2.4）。模型（1）~（4）根据年龄、是否患有慢性病分组。结果表明，城乡医保整合对高龄群体缓解发生灾难性卫生支出的作用更大，可以显著降低5.53%的灾难性卫生支出，对中低群体的作用较小（3.5%），且并不显著。城乡医保整合既可以显著降低患慢性病群体5.77%的灾难性卫生支出的发生率，也可以显著降低未患慢性病群体5.88%的灾难性卫生支出的发生率，两者并无显著差异。模型（5）~（8）根据家庭消费支出、医疗支出分组。结果表明，在不同消费层次的家庭中，城乡医保整合更能对中低消费支出家庭显著降低7.29%的灾难性卫生支出，但对高消费支出家庭的效果并不显著，城乡医保整合对于医疗支出分组并无显著差异。

表 4.2.4　异质性分析

变量	高龄群体（1）	中低龄群体（2）	患有慢性病（3）	未患慢性病（4）
城乡医保整合	-0.055 3*	-0.035 0	-0.057 7**	-0.058 8**
	(0.030)	(0.024)	(0.025)	(0.029)
控制变量	Y	Y	Y	Y
样本量	13 016	15 894	18 702	10 229
R^2	0.470	0.472	0.469	0.506
变量	高家庭消费（5）	中低家庭消费（6）	高医疗支出（7）	中低医疗支出（8）
城乡医保整合	-0.023 7	-0.072 9***	0.004 0	-0.010 4
	(0.026)	(0.026)	(0.022)	(0.018)
控制变量	Y	Y	Y	Y
样本量	13 405	15 513	16 911	12 085
R^2	0.477	0.491	0.530	0.542

注：异质性分析中采用20%的临界值。

（三）影响机制分析

城乡医保整合的一系列政策举措可以潜在地降低农村居民的家庭医疗经济负担。第一，城乡医保整合促进基本医疗保险制度的公平性。城乡医保整合缩小了城乡间医保待遇差距，逐步统一支付标准和保障范围，提升了农村居民就医实际报销比例。第二，一体化的经办服务降低了农村居民就医报销过程中的时间成本和经济成本。第三，医疗服务和药品目录的扩充，极大提升了农村居民医疗服务的可及性，减少"有病不医"情况的发生，使有效合理的医疗服务需求得到满足，也在一定程度上改善了健康水平。第四，在城乡医保整合实施进程中将医保待遇政策向贫困人口倾斜。

进一步分析城乡医保整合对家庭医疗经济负担的影响。家庭支付能力等于家庭全部消费支出减去家庭食品支出。以家庭医疗费用支出作为分子，以家庭可支付能力作为分母，将该比例定义为家庭医疗经济负担。家庭医疗经济负担反映了医疗支出对除食品支出外的家庭消费支出的挤占。城乡医保整合对家庭医疗经济负担的影响机制分析见表4.2.5。模型（1）的估计结果表明，城乡医保整合的政策实施可以直接降低1.35%的家庭医疗经济负担。模型（2）和（3）基于家庭消费水平分组结果表明，城乡医保整合对中低家庭消费群体的作用更为显著，可以降低3.39%的家庭医疗经济负担，但对高家庭消费群体的作用并不显著。进一步表明，城乡医保整合的政策效应对弱势群体的家庭医疗经济负担表现出偏向性，即益贫性，提升了基本医疗保险受益的公平性，减少了灾难性卫生支出的发生。

表 4.2.5 影响机制分析

变量	医疗经济负担全样本（1）	医疗经济负担中低家庭消费（2）	医疗经济负担高家庭消费（3）
城乡医保整合	-0.013 5*	-0.033 9**	-0.004 6
	(0.008)	(0.015)	(0.015)
年龄	0.007 1***	0.007 3***	0.006 5***
	(0.000)	(0.000)	(0.000)
性别	0.008 7***	0.014 4**	0.000 6
	(0.003)	(0.006)	(0.006)
婚姻	0.055 9***	0.049 8***	0.051 8***
	(0.006)	(0.009)	(0.013)
中学	-0.026 3***	-0.036 3***	-0.024 1***
	(0.004)	(0.008)	(0.008)
高中以上	-0.028 0***	-0.013 6	-0.038 3***
	(0.005)	(0.010)	(0.010)
家庭规模	-0.020 9***	-0.019 1***	-0.025 5***
	(0.001)	(0.002)	(0.002)
家庭支出（对数）	0.006 5***	0.023 0***	-0.008 8
	(0.002)	(0.005)	(0.005)
社区（村）柏油路	-0.023 9***	-0.021 8***	-0.023 2***
	(0.004)	(0.006)	(0.007)
社区（村）下水道系统	-0.015 4***	-0.005 5	-0.020 7***
	(0.004)	(0.009)	(0.008)
城市人均GDP（对数）	-0.017 5***	-0.016 7***	-0.016 2***
	(0.003)	(0.006)	(0.006)

续表

变量	医疗经济负担全样本（1）	医疗经济负担中低家庭消费（2）	医疗经济负担高家庭消费（3）
省医疗床位数	0.001 6***	0.000 7	0.002 7***
	(0.000)	(0.001)	(0.001)
样本量	41 792	15 488	13 405
R^2	0.434	0.495	0.484

（四）稳健性检验

1. 安慰剂检验

双重差分估计策略可以充分利用面板数据结构有效控制不随时间变化且无法观测的变量，但对随着时间变动且无法观测的重要因素依然无法控制，即政策效应可能受到潜在的影响。本研究通过安慰剂检验来排除这种可能性，从而实现对基准回归结果进行稳健性检验的目的。具体的安慰剂检验设定如下，与第一节保持一致，全部样本政策实施时间都统一根据CHARLS数据访问年度，向前递推一期。如果城乡居民医保整合的政策效应不是某些不可观测且随时间变动所导致的情况，那么在安慰剂检验中就不会看到和前面实证分析类似的显著结果。安慰剂检验的估计结果（表4.2.6）表明，不可观测且随时间变动的趋势因素并不是导致政策评估产生偏误的原因。

表4.2.6 安慰剂检验

变量	因病致贫（1）	CHE（2）	家庭可支付能力（3）
城乡医保整合	−0.005 1	−0.013 8	0.004 0
	(0.013)	(0.012)	(0.021)
年龄	0.008 0***	0.008 6***	−0.005 0***
	(0.000)	(0.000)	(0.001)
性别	0.003 7	0.007 8	0.029 5***
	(0.006)	(0.005)	(0.009)
婚姻	0.006 2	0.063 4***	0.016 9
	(0.010)	(0.009)	(0.017)

续表

变量	因病致贫（1）	CHE（2）	家庭可支付能力（3）
中学	-0.047 4***	-0.035 8***	0.044 6***
	(0.008)	(0.006)	(0.011)
高中以上	-0.028 1***	-0.031 2***	0.029 3*
	(0.010)	(0.008)	(0.016)
家庭规模	-0.014 6***	-0.031 0***	0.037 7***
	(0.002)	(0.002)	(0.003)
家庭支出（对数）	-0.022 8***	0.013 6***	0.957 2***
	(0.002)	(0.003)	(0.005)
社区（村）柏油路	-0.017 5***	-0.019 8***	0.031 5***
	(0.007)	(0.006)	(0.010)
社区（村）下水道系统	-0.052 6***	-0.007 7	0.071 5***
	(0.008)	(0.007)	(0.012)
城市人均GDP（对数）	-0.052 0***	-0.021 6***	0.012 1
	(0.006)	(0.005)	(0.009)
省医疗床位数	0.000 3	0.001 7***	0.001 8**
	(0.001)	(0.000)	(0.001)
样本量	44 463	41 792	44 214
R^2	0.409	0.414	0.817

注：表中模型（2）采用更高水平50%的临界值，模型（3）家庭可支付能力是指家庭消费支出减去食品支出后取对数。

2. 被解释变量的度量

基于已有医保政策进行评估研究，变换被解释变量（因病致贫和灾难性卫生支出）的测量标准，进而实现稳健性检验，放大因病致贫发生率的界定标准，将全部家庭医疗费用支出超过家庭收入定义为健康冲击。在基准回归的结果中，灾难性卫生支出被定义为家庭医疗费用超过家庭可支付能力的临界值。在计算家庭可支付能力时，仅扣减家庭食品支出，不包含外出就餐和酒水费用；但在稳健性检验中，采用更为严格的标准扣除上述费用。

变换被解释变量的稳健性检验结果（表4.2.7、表4.2.8）表明，与基准回归结果基本保持一致,城乡居民医保整合缓解农村居民因病致贫和灾难性卫生支出的政策效应保持稳健。但模型(1)的估计结果表明,使用更为严格的灾难性卫生支出定义,在临界值为30%的情况下,城乡医保整合政策的效果并不显著。

表4.2.7 稳健性检验(一)

变量	健康冲击(1)	健康冲击(2)	CHE40%(3)
城乡医保整合	−0.035 7***	—	−0.007 9
	(0.013)	—	(0.013)
一制一档	—	−0.012 5	—
	—	(0.011)	—
一制多档	—	−0.044 3***	—
	—	(0.016)	—
年龄	0.003 1***	0.003 1***	0.009 1***
	(0.000)	(0.000)	(0.000)
性别	0.004 9	0.005 0	0.012 3**
	(0.005)	(0.005)	(0.005)
婚姻	−0.042 6***	−0.042 4***	0.072 7***
	(0.009)	(0.009)	(0.009)
中学	−0.024 5***	−0.024 2***	−0.042 9***
	(0.007)	(0.007)	(0.007)
高中以上	−0.004 4	−0.004 1	−0.034 5***
	(0.009)	(0.009)	(0.009)
家庭规模	−0.019 5***	−0.019 5***	−0.033 1***
	(0.002)	(0.002)	(0.002)
家庭支出(对数)	0.000 6	0.000 7	0.002 0
	(0.003)	(0.003)	(0.003)
社区(村)柏油路	0.008 2	0.008 3	−0.033 9***
	(0.006)	(0.006)	(0.006)
社区(村)下水道系统	−0.009 2	−0.010 0	−0.003 9
	(0.007)	(0.007)	(0.007)

续表

变量	健康冲击（1）	健康冲击（2）	CHE40%（3）
城市人均 GDP（对数）	−0.007 4	−0.007 3	−0.014 9***
	(0.005)	(0.005)	(0.005)
省医疗床位数	−0.000 5	−0.000 4	0.001 4***
	(0.000)	(0.000)	(0.000)
样本量	43 462	43 462	41 812
R^2	0.381	0.381	0.415

注：表中模型（2）采用更高水平50%的临界值，模型（3）家庭可支付能力是指家庭消费支出减去食品支出后取对数。

表4.2.8 稳健性检验（二）

变量	CHE30%（1）	CHE20%（2）	CHE10%（3）	CHE5%（4）
城乡医保整合	−0.014 5	−0.037 9***	−0.049 2***	−0.041 2***
	(0.014)	(0.014)	(0.015)	(0.014)
年龄	0.010 0***	0.010 0***	0.009 6***	0.007 9***
	(0.000)	(0.000)	(0.000)	(0.000)
性别	0.015 3***	0.014 7**	0.013 0**	0.017 2***
	(0.006)	(0.006)	(0.006)	(0.006)
婚姻	0.085 8***	0.094 5***	0.102 4***	0.089 5***
	(0.010)	(0.010)	(0.010)	(0.009)
中学	−0.041 4***	−0.037 6***	−0.020 1**	−0.013 3*
	(0.008)	(0.008)	(0.008)	(0.008)
高中以上	−0.036 7***	−0.040 4***	−0.048 3***	−0.035 9***
	(0.010)	(0.010)	(0.010)	(0.010)
家庭规模	−0.031 1***	−0.021 6***	−0.010 3***	0.001 3
	(0.002)	(0.002)	(0.002)	(0.002)
家庭支出（对数）	−0.008 7***	−0.021 7***	−0.027 4***	−0.018 1***
	(0.003)	(0.003)	(0.003)	(0.003)

续表

变量	CHE30% (1)	CHE20% (2)	CHE10% (3)	CHE5% (4)
社区（村）柏油路	-0.049 6***	-0.050 4***	-0.038 1***	-0.029 2***
	(0.006)	(0.007)	(0.007)	(0.006)
社区（村）下水道系统	-0.001 0	-0.016 9**	-0.031 3***	-0.041 6***
	(0.008)	(0.008)	(0.008)	(0.008)
城市人均 GDP（对数）	-0.018 3***	-0.014 7**	-0.037 4***	-0.040 7***
	(0.006)	(0.006)	(0.006)	(0.006)
省医疗床位数	0.001 7***	0.002 4***	0.003 4***	0.003 4***
	(0.001)	(0.001)	(0.001)	(0.001)
样本量	41 812	41 812	41 812	41 812
R^2	0.420	0.423	0.418	0.409

四、结论与政策建议

（一）结论

1. 城乡医保整合有效缓解相对贫困

城乡医保整合可以有效降低农村居民3.54%的因病致贫发生率，一制一档、一制多档分别降低0.72%、6.45%的因病致贫发生率，但一制一档的结果并不显著。城乡医保整合可以显著降低不同临界值的灾难性卫生支出的发生率，分别为4.82%（5%）、5.5%（10%）、4.64%（20%）、2.5%（30%），但对以40%的临界值定义的灾难性卫生支出的影响并不显著。总体来说，城乡医保整合可以充分缓解农村居民因病致贫的问题。一制一档和一制多档的结果表明，医疗保险的可及性对缓解农村居民因病致贫的政策效应依然十分重要。城乡医保整合对中低水平定义的灾难性卫生支出有缓解作用，但对缓解世界卫生组织定义的较高临界值（40%）水平的灾难性卫生支出效果并不显著。

2. 城乡医保整合缓解相对贫困的效果在健康和支出两个维度上表现出一定的异质性

从年龄维度看，城乡医保整合对高龄群体支出型相对贫困的缓解作用显著（5.53%），对中低龄群体效果不显著且作用相对较小（3.5%）；在慢性病方面，对于是否患有慢性病并没有表现出明显的异质性，分别显著降低了5.77%、5.88%的灾难性卫生支出；对于医疗支出分组，也同样没有表现出异质性（1.04%、0.4%），结果并不显著；更进一步的分析表明，城乡医保整合有效降低了中低消费家庭7.29%的灾难性卫生支出，而高消费家庭分组的结果并不显著。

3. 城乡医保整合缓解更高医疗支出的相对贫困效果有限，从支出角度表现出益贫性

基准回归结果表明，城乡医保整合对高比例定义的灾难性卫生支出效果并不显著。异质性分析结果表明，城乡医保整合的政策效应对弱势群体的中低消费家庭表现出偏向性。影响机制分析结果表明，城乡医保整合对中低家庭消费群体作用更为显著，可以降低3.39%的家庭医疗经济负担，但对高家庭消费群体作用并不显著。因此，城乡医保整合在缓解支出型相对贫困方面表现出一定的益贫性。

（二）政策建议

1. 促进城乡医保的深入融合，兼顾弱势群体的医保可及性

尽管城乡医保整合能够显著降低支出型相对贫困，在政策制度整合过渡期，短期内一制多档相比于一制一档缓解因病致贫的效果更强，但长期效果仍需要后续研究进一步评估。

坚定推进城乡医保整合，从政策框架整合迈向制度深度融合，落实"六个统一"，确保基本医疗保险的公平性。重视基本医疗保险对中低收入农村居民的可及性，充分合理地设计政策，对中低收入农村居民加入基本医疗保险予以一定的政策倾斜，从初步整合到政策制度深入融合的过程中，避免由于过高的参保标准将中低收入农村居民排除在基本医疗保险体系之外。

2. 提升基本医保与大病保险的衔接效果

整体而言，城乡医保整合能够显著降低灾难性卫生支出，但局限在较低水平的临界值状态。如果将临界值设定为更严格的世界卫生组织标准，评估结果表明政策效果并不显著。大病保险可以对更高水平的灾难性卫生支出起到缓解作用，城乡医保整合政策实施后的城乡基本医疗保险与大病保险在缓解支出型相对贫困方面，初步形成衔接联动效应。一方面，城乡医保整合应当探索进一步降低医疗经济负担，提升降低灾难性卫生支出政策效果的政策空间；另一方面，这也为大病保险与基本医疗保险政策衔接起到关键性的缓解因病致贫作用提供一定启示。因此，应重点关注基本医

保与大病保险之间连续性的政策设计，尤其是缓解中高临界值界定的灾难性卫生支出。

3. 重视高额医疗费用支出预警，增强基本医疗保险的益贫性

结合社区基层的入户探视探访，强化高额医疗费用支出预警，全面掌握困难家庭因病致贫、因病返贫的信息，不仅关注医疗救助对象，更要覆盖低保边缘家庭、农村返贫贫困人口，尤其是较为脆弱的低收入家庭，推进城乡居民基本医疗保险深入融合，从根本上提升基本医疗保险制度的公平性，理顺基本医疗保险与大病保险、医疗救助、社会救助政策组合的链接环节，提升政策组合的实施效率，实现对农村弱势居民的全面保障，最终实现充分发挥医保扶贫的政策效果的目标。

第三节　城乡医保整合缓解长期贫困的效果评估

一、引言

高昂的医疗费用会将不确定的健康风险转化为影响家庭财务安全的经济风险，医疗保险的预付统筹机制可以提供风险保护，覆盖全面、保障充分的医疗保险是消除贫困最关键的措施之一。然而，不同人群的医保制度安排各不相同，这会削弱医保扶贫效果，造成不公平。加入新农合会增加参保人的医疗服务利用，门诊和住院服务的使用率有所提高，但医疗自付费用总额并没有减少，参加新农合的农村居民健康状况也未得到显著改善。由于筹资有限，新农合参保人获得的报销比例低于城居保参保人。新农合旨在防范住院治疗费用带来的经济风险，但其对缓解贫困作用有限，主要原因是因病致贫多产生于昂贵的长期慢性病门诊服务费用。参加城居保后，个人的健康状况能够得到改善，参保人住院治疗的可及性和质量都能得到改善。低收入家庭对城居保的满意度较高，但高收入群体的受益往往比低收入群体的受益更多，这意味着旨在支持弱势群体的医疗保险基金不成比例地惠及了较富裕群体。城乡之间分割的基本医疗保险制度造成了农村居民在获得医疗服务和经济保障方面的不平等。首先，农村居民在城市医疗机构寻求更高质量的医疗服务时，实际报销比例低于城市居民，导致医疗经济负担更重。其次，新农合县级层次筹资削弱农村居民在县市之间寻求更好就业机会的流动性。最后，分割的医疗保险体系造成了参保人重复参保等低效率现象，不仅增

加了不必要的运营成本和财政负担，还致使经济资源配置和信息共享的不对等。为解决基本医疗保险城乡分割带来的医疗保障不平等问题，我国整合城乡居民基本医疗保险政策于 2016 年正式实施，但部分省市在 2009 年前后就开始推进试点工作。城乡医保整合提高了报销比例，显著增强了经济保障能力，这对农村地区的低收入人群尤其有利。通过增加医疗服务利用，减少了农村中老年人有病不医的情况，改善其健康水平，促进城乡融合，增加了农村居民在本市范围内的流动性，显著提高了农村居民定居城镇的意愿。

城乡医保整合改善基本医疗保险受益公平，缓解医保扶贫"目标上移"的情况，对低收入居民具有更显著的扶贫效果。统一保障待遇缩小了城乡居民医保报销水平的差距，统一医保目录扩大了农村居民就医可及服务和药品的选择范围，这些举措显著增强了农村居民医保待遇的获得感。城乡医保整合促进了农村居民对医疗服务的利用，减少了因经济困难有病不医的情况，充分释放了农村居民当前对基本医疗服务的合理需求，及时修复损耗的健康人力资本，改善城乡医疗保障待遇受益的不公平，提升医保扶贫的政策效果，发挥基本医疗保险的主体保障作用，巩固脱贫攻坚成果。城乡医保整合通过促进城乡流动，增加农村居民的劳动供给和自主创业经营活动，帮助家庭获得必要的收入实现脱贫脱困，从而发挥医疗保险缓解长期贫困的作用。部分地区原有新农合和城居保之间筹资标准差异较大，在推动城乡医保整合政策的初期，采取差别缴费形成一制多档。第一档接近原新农合缴费标准；第二档接近原城居保缴费标准；第三档略低于城镇职工医疗保险缴费标准。利用几年时间逐步过渡到一制一档，这就形成了两种制度整合模式同时运行的情况。多档缴费可避免突然提高筹资标准导致参保率下降，若直接一档缴费和提高医保待遇也会给医保基金和财政补贴带来较大资金压力，因此一制多档在制度整合初期有其积极的意义。但一制多档也导致了居民基本医疗保险制度"合而不融"的情况，分档缴费与待遇挂钩制度设计还存在公平性不足的问题。因此，城乡医保整合是否可以有效降低贫困脆弱性，实现医保扶贫长期政策效果？是否存在异质性？其中影响机制是什么？这些问题需要实证研究给予严谨的回答，以进一步为医保扶贫政策完善提供重要的实证依据。

二、研究设计

（一）模型设定

城乡医保整合政策试点在各省份和城市逐步实施，形成"准自然实验"的政策过程。基于此，本研究采用渐进 DID 计量模型作为实证策略，识别城乡医保整合政策对缓解农村居民长期贫困的影响。估计方程见式（4.3.1）和式（4.3.2）。

$$Poverty\_vulnerability_{ist} = \beta_0 + \beta_1 Dpolicy_{ist} + \gamma X_{ist} + \mu_i + \lambda_t + \varepsilon_{ist} \quad (4.3.1)$$

$$Poverty\_vulnerability_{ist} = \beta_0 + \beta_2 Dpolicy_{ist,OSOS} + \beta_3 Dpolicy_{ist,OSMS} + \gamma X_{ist} + \mu_i + \lambda_t + \varepsilon_{ist} \quad (4.3.2)$$

$$Poverty\_vulnerability_{ist} = \beta_0 + \beta^{pre}_{t-t_0=-3} Dpolicy_{is,t-t_0<-3} + \sum_{t-t_0=-1}^{-3} \beta^{pre}_{t-t_0} Dpolicy_{is,t-t_0} + \sum_{t-t_0=1}^{3} \beta^{post}_{t-t_0} Dpolicy_{is,t-t_0} + \beta^{post}_{t-t_0=3} Dpolicy_{is,t-t_0>3} + \gamma X_{ist} + \mu_i + \lambda_t + \varepsilon_{ist} \quad (4.3.3)$$

式中，$Poverty\_vulnerability_{ist}$ 代表被解释变量，即在城市 s 的家庭 i 在 $t+1$ 年跌入贫困线以下的概率；$Dpolicy_{ist}$ 是关键解释变量，即家庭 i 所在城市 s 在 t 年实施了医保整合政策；$Dpolicy_{ist,OSOS}$ 代表一制一档；$Dpolicy_{ist,OSMS}$ 代表一制多档；X_{ist} 代表一组控制变量；μ_i 代表个体水平的固定效应；λ_t 代表时间固定效应；ε_{ist} 代表误差项。计量模型的固定效应均控制在个体家庭层面。进一步引入动态估计结果，检验平行趋势假设。如式（4.3.3）所示，将动态 DID 的事件窗口期设定为整合政策实施前后三个时期。由于 CHARLS 样本期一般为访谈年度的 7 月或 8 月至上一年的 7 月或 8 月，很多试点省份和城市在 12 月底才实施城乡医保整合政策，存在潜在的可能性是在整合政策实施当年作用暂时并不显著，而在政策实施年后的第一个时期才发挥作用。在最新理论计量研究中，渐进 DID 的偏误问题被广泛地讨论。通过简洁的研究设计，尽可能多地纳入样本期内一直处于对照组的样本，并尽量减少自样本期开始以来处于处理组的样本数量，以实现评估结果的稳健性，缓解渐进 DID 模型的偏误问题。

$$Labor\_supply_{ist} = \alpha_0 + \alpha_1 Dpolicy_{ist} + \gamma X_{ist} + \mu_i + \lambda_t + \varepsilon_{ist} \quad (4.3.4)$$

$$Poverty\_vulnerability_{ist} = \delta_0 + \delta_1 Dpolicy_{ist} + \delta_2 Labor\_supply_{ist} + \gamma X_{ist} + \mu_i + \lambda_t + \varepsilon_{ist} \quad (4.3.5)$$

$$Physical\_examination_{ist} = \eta_0 + \eta_1 Dpolicy_{ist} + \gamma X_{ist} + \mu_i + \lambda_t + \varepsilon_{ist} \quad (4.3.6)$$
$$Poverty\_vulnerability_{ist} = \kappa_0 + \kappa_1 Dpolicy_{ist} + \kappa_2 Physical\_examination_{ist} +$$
$$\gamma X_{ist} + \mu_i + \lambda_t + \varepsilon_{ist} \quad (4.3.7)$$

本研究利用中介效应模型来检验劳动力供给和体检作为城乡医保整合政策间接降低农村居民贫困脆弱性的重要影响机制（图4.3.1）。其中，针对劳动力供给、体检两项潜在影响机制的中介效应进行检验，分别对应模型（4.3.1）、（4.3.4）、（4.3.5）和模型（4.3.1）、（4.3.6）、（4.3.7）。

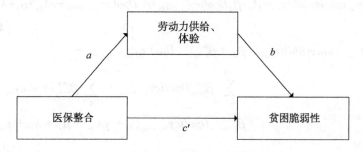

图 4.3.1　贫困脆弱性影响机制

（二）数据来源

本研究运用中国健康与养老追踪调查（CHARLS）数据，选择四期（2011年、2013年、2015年、2018年）全国追踪样本数据，评估城乡医保整合对贫困脆弱性的影响。经整理各地方政府医保管理部门发布的官方政策法规和文件，收集城乡医保整合政策的实施时间，形成了城市层面的政策数据集。同时，剔除具有城镇居民户口、重复参加医疗保险、参加城镇职工基本医疗保险或商业医疗保险及未参保的样本；剔除政策实施时间在2011年之前的样本，包括嘉兴（2003年）、深圳（2004年）、佛山（2007年）、重庆（2009年）、成都（2009年）、江门和天津（2010年）。经过数据处理后，研究样本最终为33 452个观测值。省市两级的控制变量数据来自《中国城市统计年鉴》和国家统计局，并根据年份和城市地理信息，将省市级宏观数据与CHARLS的个体微观数据进行匹配。

（三）变量设定

1. 被解释变量

贫困脆弱性在一定程度上反映了当前非贫困家庭遭遇重大冲击，即重病、失业、歉收等，而导致福利水平降至贫困线以下或当前贫困家庭继续贫困，即未来陷入贫困的概率。广泛使用的测量方法是期望贫困脆弱性（VEP）测量方法。贫困脆弱性可正式定义为家庭 i 在 t 时间的福利（收入或消费）在 $t+1$ 时间低于贫困线的概率［式（4.3.8）］。

$$V_{i,t} = Pr(income_{i,t+1} \leq z) \quad (4.3.8)$$

式中，$income_{i,t+1}$ 代表家庭人均收入，z 代表贫困线。现行贫困标准是指按中国2010年价格计算，农村居民生活水平每人每年低于2 300元。家庭 i 的收入按式（4.3.9）进行估计。

$$\ln(income_i) = X_i\beta + e_i \quad (4.3.9)$$

式中，$income_i$ 为家庭人均收入；X_i 代表一组家庭特征变量，如年龄、受教育程度、性别、中共党员身份、少数民族、自评健康、慢性病状况、家庭人口、家庭工资收入份额、家庭收入支出、社会救助资格等；β 为参数；c_i 为干扰项。假定 e_i 的方差由式（4.3.10）给出，从而估计方差的方程为式（4.3.11）。

$$\sigma^2_{e,i} = X_i\theta \quad (4.3.10)$$

$$\hat{e}^2_{OLS,i} = X_i\theta + \varepsilon_i \quad (4.3.11)$$

采用三步可行广义最小二乘法（FGLS）估计 β 和 θ 的参数。首先，通过普通最小二乘法（OLS）得到式（4.3.11）的残差，将残差的预测值作为权重，对式（4.3.12）进行渐近有效估计。

$$\frac{\hat{e}^2_{OLS,i}}{X_i\hat{\theta}_{OLS}} = \left(\frac{X_i}{X_i\hat{\theta}_{OLS}}\right)\theta + \frac{\varepsilon_i}{X_i\hat{\theta}_{OLS}} \quad (4.3.12)$$

方差 $\sigma^2_{e,i}$ 的一致估计为 $X_i\hat{\theta}_{FGLS}$。$\hat{\sigma}_{e,i}$ 作为临界权重，用于方程（4.3.14）中 FGLS 程序对系数 $\hat{\beta}_{FGLS}$ 的分析，可以得到式（4.3.15）和（4.3.16）中家庭人均收入的期望值和方差。根据式（4.3.17）中的标准正态累积密度，可以计算出家庭 i 在 $t+1$ 期跌至贫困线以下的概率。

$$\hat{\sigma}_{e,i} = \sqrt{X_i\hat{\theta}_{FGLS}} \quad (4.3.13)$$

$$\frac{\ln(income_i)}{\hat{\sigma}_{e,i}} = \left(\frac{X_i}{\hat{\sigma}_{e,i}}\right)\beta + \frac{e_i}{\hat{\sigma}_{e,i}} \quad (4.3.14)$$

$$\hat{E} = X_i\hat{\beta}_{FGLS} \quad (4.3.15)$$

$$\hat{V} = \hat{\sigma}^2_{e,i} = X_i\hat{\theta}_{FGLS} \quad (4.3.16)$$

$$\hat{V}_{i,t} = \hat{P}r = \varphi\left(\frac{\ln z - X_i\hat{\theta}_{FGLS}}{\sqrt{X_i\hat{\theta}_{FGLS}}}\right) \quad (4.3.17)$$

2. 关键解释变量

城乡医保整合的政策处理变量是关键解释变量，现引入三类政策变量来识别政策效应。第一，政策变量 $Dpolicy_{ist}$，设为 1 表示所在城市 s 的个体 i 在 t 年实施了城乡医保整合政策，否则设为 0。第二，政策变量 $Dpolicy_{ist,OSOS}$ 在该城市采取一制一档政策时设为 1，否则设为 0。政策变量 $Dpolicy_{ist,OSMS}$ 在该城市采取一制多档政策时设为 1，否则设为 0。对照组是指在样本时间内未实施城乡医保整合政策的样本。第三，为了估计动态 DID 模型，在研究中引入多个政策时期虚拟变量，即相对时间的情况，分别对应由整合政策发生、整合前三个时期和整合后三个时期组成的间隔时期。例如，假设某城市的政策实施年份为 2013 年，则 $Dpolicy_{ist-1}$ 定义为"城乡医保整合政策实施前一个时期"，在 CHARLS 2011 年基线调查中设为 1，否则设为 0。在 CHARLS 2018 年第三轮追访调查中，即"城乡医保整合政策实施后两个时期" $Dpolicy_{ist+2}$ 定义为 1，否则为 0。

3. 控制变量

为了获得可靠、一致的政策效应的稳健估计，需控制一系列变量，包括个人和家庭人口特征，如年龄、性别、婚姻状况、受教育程度、中共党员身份、少数民族、自评健康、家庭规模、家庭收入、社会救助资格等；还需进一步控制社区（村）、城市、省级宏观层面的变量，比如是否建有下水道系统和沥青路、城市人均国内生产总值（GDP）、省内每万人医疗机构床位数等。这些控制变量分别代表了社区基础设施水平、城市经济发展水平及省级医疗资源的情况，可能会潜在地影响医保整合政策的实施。变量的具体定义和基准回归样本数据的描述性统计分别见表 4.3.1 和表 4.3.2。

表 4.3.1　定义变量

变量		定义
被解释变量	贫困脆弱性	时间 t 的家庭人均收入在时间 $t+1$ 时低于贫困线的概率；当贫困脆弱性概率超过 0.5 时为 1，否则为 0
	医保整合	所在城市执行医保整合政策时为 1，否则为 0
	一制一档	实施一制一档的医保整合政策时为 1，否则为 0
	一制多档	实施一制多档的医保整合政策时为 1，否则为 0

续表

变量		定义
解释变量	年龄	数据调查当年受访者的年龄
	性别	1 代表女性，0 代表男性
	婚姻	已婚或同居为 1，否则为 0
	教育	受教育年限
	中共党员身份	1 表示属于中共党员，否则为 0
	少数民族	1 表示少数民族，否则为 0
	自评健康	1 表示自评健康为好，否则为 0
	家庭规模	一个家庭中共同生活的人数
	家庭收入（对数）	家庭总收入取对数
	低保	1 表示获得政府为低收入家庭提供的补贴，否则为 0
	社区（村）沥青路	1 表示社区（村）修建了沥青路，否则为 0
	社区（村）下水道系统	1 表示社区（村）修建了下水道系统，否则为 0
	城市人均 GDP（对数）	城市人均 GDP 取对数
	省医疗床位数	全省每万人拥有的医疗床位数

注：受教育年限设置为连续变量，具体如下。① 未受过正规教育（文盲）为 1.5；② 小学未毕业，但能读或写为 3；③ 小学（私塾/家庭学校）为 6；④ 初中为 9；⑤ 高中（职业学校）为 12；⑥ 2 年制/3 年制大专/副学士学位为 15；⑦ 4 年制大专/本科学士学位为 16；⑧ 硕士学位为 18.5（硕士一般为 2 年或 3 年，取平均 2.5 年）；⑨ 博士学位为 22。自我评估健康状况的变量设置："优""很好""好"为 1；"一般""差""很差"为 0。

表 4.3.2 描述性统计

变量		样本量	均值	方差	最小值	最大值
被解释变量	贫困脆弱性	33 452	0.298	0.457	0	1
	医保整合	33 452	0.338	0.473	0	1
	一制一档	33 452	0.285	0.452	0	1
	一制多档	33 452	0.042 7	0.202	0	1

续表

	变量	样本量	均值	方差	最小值	最大值
解释变量	年龄	33 452	60.31	9.747	35	97
	性别	33 452	0.52	0.5	0	1
	婚姻	33 452	0.879	0.326	0	1
	教育	33 452	5.025	3.319	1.5	16
	中共党员身份	33 452	0.075	0.263	0	1
	少数民族	33 452	0.066	0.247	0	1
	自评健康	33 452	0.288	0.453	0	1
	家庭规模	33 452	2.965	1.597	1	16
	家庭收入（对数）	33 452	9.264	1.621	0	15.4
	低保	33 452	0.113	0.316	0	1
	社区（村）沥青路	33 452	0.598	0.49	0	1
	社区（村）下水道系统	33 452	0.186	0.389	0	1
	城市人均GDP（对数）	33 452	10.49	0.593	8.8	12.2
	省医疗床位数	33 452	49.22	10.48	27.7	75.5

注：表中的汇总统计数据基于基准回归样本。

三、实证结果分析

（一）基准回归结果

城乡医保整合政策对农村居民贫困脆弱性的影响见表4.3.3。考虑到CHARLS只公布了2013年的党员和少数民族相关数据，以及2011年的社区（村）特征数据，在假设这些个人和社区特征在近几年保持稳定的情况下，匹配各年数据信息。(1)~(2)列报告的估计结果表明，这些变量的控制并不影响对城乡医保整合政策效应的估计。估计结果显示，城乡医保整合政策显著降低了农村居民6.32%的贫困脆弱性。一制一档和一制多档都能缓解贫困脆弱性问题，但一制一档的政策效果（6.27%）要显著优于一制多档（3.25%），这与前文评估城乡医保整合政策缓解绝对贫困、相对贫困的情况并不完全相同，也进一步证实了深度融合整合模式从长期来看，更能缓解贫困的理论预期。

表 4.3.3　城乡医保整合政策对农村居民贫困脆弱性的影响

变量	贫困脆弱性（1）	贫困脆弱性（2）	贫困脆弱性（3）
医保整合	−0.069 6***	−0.063 2***	—
	(0.014 1)	(0.013 7)	—
一制一档	—	—	−0.062 7***
	—	—	(0.011 7)
一制多档	—	—	−0.032 5**
	—	—	(0.014 9)
年龄	−0.005 8***	−0.005 4***	−0.005 4***
	(0.000 3)	(0.000 3)	(0.000 3)
性别	−0.087 0***	−0.083 8***	−0.083 8***
	(0.005 4)	(0.005 3)	(0.005 3)
婚姻	−0.236 6***	−0.245 2***	−0.245 1***
	(0.009 2)	(0.008 8)	(0.008 8)
教育	−0.045 5***	−0.042 9***	−0.042 9***
	(0.000 8)	(0.000 8)	(0.000 8)
中共党员身份	—	−0.028 9***	−0.028 7***
	—	(0.009 7)	(0.009 7)
少数民族	—	−0.093 9***	−0.092 7***
	—	(0.010 8)	(0.010 8)
自评健康	−0.082 8***	−0.072 6***	−0.072 5***
	(0.005 8)	(0.005 7)	(0.005 7)
家庭规模（对数）	0.008 7***	0.010 9***	0.010 9***
	(0.001 9)	(0.001 9)	(0.001 9)
家庭收入	−0.036 6***	−0.030 5***	−0.030 6***
	(0.001 9)	(0.001 8)	(0.001 8)
低保	0.049 9***	0.045 4***	0.045 5***
	(0.008 9)	(0.008 6)	(0.008 6)

续表

变量	贫困脆弱性（1）	贫困脆弱性（2）	贫困脆弱性（3）
社区（村）沥青路	—	-0.079 3***	-0.078 8***
		(0.006 0)	(0.006 0)
社区（村）下水道系统	—	-0.192 8***	-0.194 0***
	—	(0.006 6)	(0.006 6)
城市人均GDP（对数）	-0.133 8***	-0.091 8***	-0.089 5***
	(0.005 0)	(0.005 1)	(0.005 2)
省医疗床位数	-0.002 5***	-0.005 1***	-0.005 4***
	(0.000 5)	(0.000 5)	(0.000 5)
样本量	33 452	33 452	33 452
Adj. R^2	0.603 5	0.626 8	0.626 9

注：括号内为标准误差。统计显著性如下：***表示$p<0.01$；**表示$p<0.05$；*表示$p<0.1$。所有估计结果对个人和年份固定效应进行控制。

（二）异质性分析

本研究通过异质性分析，识别政策在健康和支出两个维度上对不同人群的影响，并探讨其中潜在的影响机制（表4.3.4）。选择代表主观健康的自评健康和代表客观健康的慢性病作为健康维度，对样本进行分组。与健康状况较好的群体（6.07%）相比，城乡医保整合政策更有可能降低健康状况相对较差群体的贫困脆弱性（7.84%）。进一步能将患有慢性病群体的贫困脆弱性大幅降低9.59%，还能降低未患有慢性病家庭3.77%的贫困脆弱性，但统计上并不显著。

以家庭消费和医疗费用支出作为支出维度对样本进行分组，城乡医保整合可以更为有效地降低低消费家庭分组8.6%的贫困脆弱性，对高消费家庭影响较小（1.95%）且不显著。整体上对医疗支出分组都有显著效果，但相比于高医疗支出分组（5.29%），对低医疗支出分组影响较大（7.64%）。对于被解释变量为家庭医疗费用支出的情况，进一步分组结果表明，医保公平性增强，对不同消费群体的医疗费用降低水平比较接近，但低消费分组的政策效果要高于高消费分组，分别为50.19%、41.48%，总体上城乡医保整合可以显著降低农村居民医疗费用支出。

异质性分析的结果表明，城乡医保整合政策对健康状况差、支出水平低的群体影响更大。医疗费用分组表明，城乡居民医保整合能明显降低家庭医疗费用支出，对低消费群体的影响更大。在健康和支出两个维度上，城乡医保整合缓解长期贫困的政策效果都表现出更强的益贫性。

表 4.3.4 城乡医保整合对贫困脆弱性的异质性影响

变量	贫困脆弱性健康水平高（1）	贫困脆弱性健康水平低（2）	贫困脆弱性慢性病（3）	贫困脆弱性未患慢性病（4）	贫困脆弱性低家庭消费（5）
医保整合	−0.060 7***	−0.078 4*	−0.095 9***	−0.037 7	−0.086 0***
	(0.019 3)	(0.041 9)	(0.021 9)	(0.030 5)	(0.025 3)
控制变量	Y	Y	Y	Y	Y
样本量	19 768	3 873	14 957	6 954	12 374
Adj. R^2	0.651 4	0.617 8	0.660 2	0.671 4	0.705 6
变量	贫困脆弱性高家庭消费（6）	贫困脆弱性低医疗支出（7）	贫困脆弱性高医疗支出（8）	医疗费用支出低家庭消费（9）	医疗费用支出高家庭消费（10）
医保整合	−0.019 5	−0.076 4***	−0.052 9**	−0.501 9***	−0.414 8**
	(0.020 5)	(0.029 2)	(0.022 7)	(0.184 5)	(0.209 7)
控制变量	Y	Y	Y	Y	Y
样本量	9 498	8 359	13 741	13 431	10 912
Adj. R^2	0.611 1	0.682	0.650 4	0.474	0.491

注：括号内为标准误差。统计显著性如下：***表示 $p<0.001$；**表示 $p<0.01$；*表示 $p<0.05$。异质性检验的分组基础是家庭消费和医疗费用支出的中位数。(9) 列和 (10) 列的被解释变量是家庭医疗费用支出的对数。

（三）影响机制分析

城乡医保整合政策落地并实施，农村居民就医门诊和住院费用的实际报销比例与原来新农合相比得到很大程度的提升，管理制度和系统整合提供"一站式"直接结算，免去大病重病患者来回奔波，降低就医间接成本费用[①]。随着医保整合制度不断推进，统一医保待遇和筹资标准政策落地，在高收入与低收入、患病者与健康者之间合理分散风险，增强医疗保险互济共助功能。各地方在政策实践中对低收入、生活困难群众给予一定扶贫政策倾斜，发挥基本医疗保险的重要保障和兜底作用，比如参保费用

---

① 患者就医过程产生的间接成本费用主要是指去往更远城市医院的往返交通、食宿费用，以及家属提供照料而损失的劳动收入。

由财政直接补贴、适当调整报销封顶线、降低起付线等益贫扶弱的优惠医保政策，从根本上减轻困难群众、大病重病患者的医疗经济负担，提升人民群众的安全感，有效缓解因病致贫、因病返贫。

以前新农合统筹层次主要在县域层面，低统筹层次导致就医范围产生锁定效应，农村居民面临较高的跨区诊疗成本，实际医疗保障待遇水平较低。整合过程中稳步推进市级统筹，部分有条件的地区可以先行实施省级统筹，农村居民就医选择范围从县域扩展到地市，甚至省域范围，过去跨市县异地就医，现在变为属地政策统一保障（图4.3.2）。

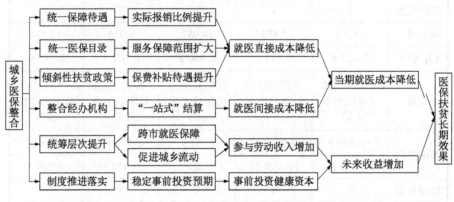

图4.3.2 城乡医保整合下医保扶贫长期效果的影响机制分析

工资收入水平、非农就业和产业结构是省际跨县人口流动的重要影响因素。城乡医保整合可通过统筹层次提升，促进城乡人口流动，农村居民增加劳动供给，获得更多收入，降低未来陷入贫困的可能性。医疗保险具有事前的投资激励效应。城乡医保整合提升了医保待遇和医疗服务的可及性，改变农村居民就医过程发生高额医疗成本费用预期，激励事前对健康人力资本进行投资，增加稳定加入劳动市场劳动参与的机会，政策实施就有可能缓解贫困脆弱性。

采用中介模型来探讨劳动供给和体检这两个重要的机制渠道，这在以往的文献中没有被充分地讨论。该模型下，医保整合影响机制见表4.3.5。对于劳动力供给和体检，城乡医保整合政策的总效应显著为负（-6.32%）。路径 a 的系数（$\alpha_1=14.34\%$，$\eta_1=6.28\%$）在（1）、（3）列中显著为正；路径 b 的系数（$\delta_2=0.95\%$，$\kappa_2=2.09\%$）在（2）、（4）列中显著为正。医保整合政策与贫困脆弱性之间通过劳动力供给和体检产生的间接效应（路径 $a\times b$）分别为0.14%、0.13%（$\alpha_1\delta_2$，$\eta_1\kappa_2$）。间接效应占总效应的比例分别为 2.16%、2.05% $\left(\dfrac{\alpha_1\delta_2}{\alpha_1\delta_2+\delta_1},\dfrac{\eta_1\kappa_2}{\eta_1\kappa_2+\kappa_1}\right)$。

表 4.3.5 医保整合影响机制

变量	劳动力供给（1）	贫困脆弱性（2）	体检（3）	贫困脆弱性（4）
医保整合	0.143 4***	-0.062 6***	0.062 8***	-0.062 7***
	(0.025 1)	(0.013 9)	(0.014 6)	(0.013 9)
中介变量	—	-0.009 5***	—	-0.020 9***
	—	(0.003 6)	—	(0.006 0)
年龄	-0.013 9***	-0.005 3***	0.007 3***	-0.005 0***
	(0.000 5)	(0.000 3)	(0.000 3)	(0.000 3)
性别	-0.133 5***	-0.085 7***	0.029 0***	-0.083 7***
	(0.009 3)	(0.005 4)	(0.005 7)	(0.005 3)
婚姻	-0.050 9***	-0.245 6***	0.003 5	-0.244 8***
	(0.013 0)	(0.009 0)	(0.009 4)	(0.008 9)
教育	0.019 6***	-0.042 8***	0.004 5***	-0.042 9***
	(0.001 6)	(0.000 9)	(0.001 0)	(0.000 9)
中共党员身份	0.107 0***	-0.028 0***	0.060 0***	-0.027 7***
	(0.019 6)	(0.009 9)	(0.011 4)	(0.009 9)
少数民族	-0.059 5***	-0.093 5***	-0.031 6***	-0.093 5***
	(0.016 4)	(0.010 9)	(0.011 5)	(0.010 9)
自评健康	0.110 8***	-0.077 3***	-0.005 8	-0.078 2***
	(0.011 1)	(0.005 9)	(0.006 6)	(0.005 9)
社会活动	-0.011 1**	0.003 9	0.023 9***	0.004 5*
	(0.005 1)	(0.002 7)	(0.003 1)	(0.002 7)
慢性病	-0.068 1***	-0.024 1***	0.058 3***	-0.022 2***
	(0.009 9)	(0.005 7)	(0.006 1)	(0.005 7)
家庭规模	-0.025 6***	0.010 7***	-0.007 8***	0.010 8***
	(0.003 1)	(0.001 9)	(0.002 0)	(0.001 9)

续表

变量	劳动力供给（1）	贫困脆弱性（2）	体检（3）	贫困脆弱性（4）
家庭收入（对数）	0.039 7***	-0.029 4***	0.008 1***	-0.029 8***
	(0.001 7)	(0.001 9)	(0.001 1)	(0.001 9)
低保	-0.065 6***	0.045 7***	0.014 4	0.046 5***
	(0.012 7)	(0.008 7)	(0.009 3)	(0.008 7)
社区（村）沥青路	0.023 2**	-0.081 5***	0.012 3*	-0.081 2***
	(0.010 3)	(0.006 1)	(0.006 4)	(0.006 1)
社区（村）下水道系统	0.068 5***	-0.191 5***	0.050 7***	-0.191 1***
	(0.013 4)	(0.006 7)	(0.007 7)	(0.006 7)
城市人均GDP（对数）	0.082 4***	-0.092 1***	0.048 2***	-0.091 9***
	(0.009 1)	(0.005 2)	(0.005 6)	(0.005 1)
省医疗床位数	-0.004 8***	-0.005 0***	0.002 4***	-0.005 0***
	(0.000 9)	(0.000 5)	(0.000 5)	(0.000 5)
样本量	38 103	32 637	38 129	32 654
R^2	0.468 6	0.628 1	0.545 5	0.628 3

注：括号内为标准误差。统计显著性如下：＊＊＊表示$p<0.001$；＊＊表示$p<0.01$；＊表示$p<0.05$。劳动力供给变量设定为过去一年工作月数的对数。体检变量设定为是否参加上次访谈时的体检。表4.3.3（2）列和表4.3.5（1）～（2）列共同给出了劳动力供给中介模型的估计结果。表4.3.3（2）列和表4.3.5（3）～（4）列共同给出了体验中介效应模型的体检估计结果。

（四）平行趋势假设检验和稳健性检验

动态DID和稳健性检验见表4.3.6。由于CHARLS样本的访谈时间主要集中在夏季，调查时间为当年的7、8月至次年的7、8月。然而，大多数试点城市在年底才实施城乡医保整合，这就存在实施当年政策效应不能立即发挥作用的潜在可能性，模型估计结果可能存在政策滞后效应。因此，在动态DID模型中将当期设为基线对照组，以避免研究中出现虚拟变量问题。动态DID的估计结果表明，城乡医保整合政策实施前三期没有显著的政策效应，满足平行趋势检验，如表4.3.6（1）列所示。城乡医保整合政策实施三期后，政策效应明显降低了农村居民的贫困脆弱性。随着时间的推移，政策效应开始下降。如果将样本期开始时的处理组（早期处理组）纳入渐进 DID，可能会产生潜在的偏差问题。2016 年城乡医保整合在全国层面推进，且大部分地级市于 2017 年后开始实施。经采用更为灵活的研究设计，剔除 2018 年的 CHARLS 数据进行稳健性检验，估计回归结果显示，表 4.3.6（2）列不存在严重偏差问题。表 4.3.6（3）列中使用世界银行每人每天 1.25 美元的贫困标准重新计算贫困脆弱性，结果与我国国家贫困线估计结果保持稳健性。进一步将所有地级市的政策实施时间提前一个时期来估计安慰剂检验的结果，表 4.3.6（4）列的估计结果表明安慰剂检验是成立的。

表 4.3.6　动态 DID 和稳健性检验

变量	脆弱性（1）	脆弱性（2）	脆弱性（3）	脆弱性（4）
医保整合当期	—	-0.0605***	-0.0586***	—
	—	(0.018)	(0.014)	—
医保整合（安慰剂检验）	—	—	—	0.0122
	—	—	—	(0.011)
医保整合前三期	-0.0143	—	—	—
	(0.009)	—	—	—
医保整合前二期	-0.0090	—	—	—
	(0.013)	—	—	—
医保整合前一期	-0.0251	—	—	—
	(0.016)	—	—	—
医保整合后一期	-0.1149***	—	—	—
	(0.013)	—	—	—
医保整合后二期	-0.1005***	—	—	—
	(0.017)	—	—	—
医保整合后三期	-0.0824***	—	—	—
	(0.016)	—	—	—
控制变量	Y	Y	Y	Y
样本量	33 452	18 034	33 452	33 452
Adj. R^2	0.628	0.665	0.646	0.626

注：括号内为标准误差。统计显著性如下：＊＊＊表示 $p<0.001$；＊＊表示 $p<0.01$；＊表示 $p<0.05$。（1）列的估计结果是根据模型（4.3.3）得出的。（2）列给出了剔除 CHARLS 2018 年样本后根据模型（4.3.1）得出的稳健性检验估计结果。

四、结论与政策建议

（一）结论

1. 城乡医保整合政策可以有效降低农村居民的贫困脆弱性，从而缓解长期贫困，相比一制多档，一制一档的政策安排有更强的政策效果

城乡医保整合政策显著降低了农村居民6.32%的贫困脆弱性，一制一档和一制多档均有显著的政策效果，分别为6.27%、3.25%，一制一档的政策效果相比于一制多档的政策效果更强，前者几乎是后者的两倍。这种政策效果的差异具有非常关键的政策含义，一制一档实施全面统一的医疗保险待遇政策，可以充分释放农村居民的医疗需求，城乡医保整合政策促进了医疗服务的可及性，可以及时修复农村居民的健康人力资本，降低未来一段时期的贫困概率。一制多档通过为农村居民提供多种方案来稳定医疗保险的覆盖面，防止中低收入农村居民退出医保体系。但医保制度的多方案政策安排只是实现综合统一政策的过渡方案，仍不能完全促进医保公平，统一深度融合的整合政策可以更好地达到减少长期贫困的效果。

2. 城乡医保整合缓解长期贫困的政策效果表现出更强的益贫性

异质性分析结果表明，城乡医保整合可以有效降低健康水平更差群体的贫困脆弱性（7.84%、6.07%），无论以主观健康衡量（自评健康），还是以客观健康衡量（患慢性病），对低消费支出家庭有更强的显著政策效果（8.6%），对低医疗支出分组的效果略高于高医疗支出分组（7.64%、5.29%）。城乡医保整合政策整体上能够显著降低农村居民的家庭医疗费用支出，相比于高消费家庭，对低消费家庭的效果更大（50.19%、41.48%）。其中潜在的原因是，城乡医保整合对农村弱势群体有着显著的政策效果。一方面，弱势群体家庭（低消费支出、高医疗支出）抵御经济风险的能力较弱，稍有医疗费用支出，就会导致家庭陷入贫困处境；另一方面，基本医疗保险的定位依然是保基本。所以，在政策评估中，城乡医保整合政策能够显著降低医疗费用支出，对低消费家庭分组的效果更明显；但对低医疗支出的分组，缓解贫困脆弱性的效果却更明显，而对高医疗支出分组的政策效果较弱。

3. 城乡医保整合政策通过促进农村居民劳动力供给和体检，进一步缓解农村居民的贫困脆弱性

城乡医保整合政策可以通过增加劳动力供给时间和体检的医疗服务利用，间接降低农村居民贫困脆弱性（0.14%、0.13%）。以往研究探讨了

城乡医保整合的影响机制，特别是农村居民住院医疗费用的报销渠道。一是城乡医保整合缩小了城乡报销差距，为农村居民提供了公平的医保待遇。二是药品目录和医疗服务范围大幅扩大，充分释放了农村居民的就医需求，改善了医保待遇偏低的状况。三是为农村居民提供初级卫生保健服务的社区（村）卫生室在整合政策后报销比例提高。城乡医保整合促进了新农合从县级到地级市的财政统筹，有效缓解了新农合县级财政统筹对农村就业的锁定效应，提高了医保的可携带性，增加了农村居民从县到市跨区就医的情况，也促使农村居民在城市寻找收入更高的就业机会。城乡医保整合还可以改变农村家庭对未来投资的预期，提前产生投资激励效应，增加体检项目，预防疾病的发生，满足医疗服务利用的实际潜在需求，从而农村居民可以及时避免健康人力资本的损耗。因此，城乡医保整合政策间接增加了农村居民的劳动力供给，以增强农村居民未来脱贫的韧性，缓解长期贫困。

（二）政策建议

1. 推进城乡医保制度的深入融合，助推建立防止因病致贫返贫长效机制

一是促进城乡医保的深入融合，实现覆盖范围、筹资政策、保障待遇、医保目录、定点管理、基金管理全面统一，从根本上改变一制一档和一制多档并存的情况，全面实现受益和保障的公平性。二是实现筹资缴费与人均可支配收入的协调一致。确保农村居民贫困人口基本医疗保险的有效覆盖，避免筹资标准的突然提升，防止农村弱势贫困人口与暂时脱贫人口被排除在医保体系之外，结合临时性救助、社会资助，帮助农村的低保边缘、低收入人口加入城乡居民基本医疗保险，实现基本医保的应保尽保。三是探索提升医保基金统筹层次，增强医保基金的抗风险能力，在更大政策范围内，实现基本医疗保险的互助共济。

2. 推动基本医疗保险与大病保险的有效衔接，提升医疗保险的益贫性

一是确保基本医疗保险与大病保险的有效衔接，这是实现三重保障的重要前提。大病保险是基本医疗保险的重要组成部分，合理确定对贫困弱势群体的全额资助和定额资助标准，全面落实应保尽保。二是实现农村贫困人口的帮扶监测常态化，对大病重病住院费用、长期慢性病费用等自付支出，结合生活支出的困难处境，对高额医疗费用支出进行预警。三是以灾难性卫生支出为标准，切实提高大病重病的医疗保障水平，在基本医疗

保险的基础上,适当提升大病保险的补充报销,确保基本医疗保险与大病保险的平稳衔接,防止高额医疗支出冲击低收入家庭的福利水平,稳步提升医保的益贫性。

3. 完善主动发现与主动预防机制,助推实现主动脱贫

一是借助基层社区力量,入户探视探访,识别、建档困难居民的基本人口统计信息和医疗费用信息,结合相关数据和智能系统,实现已发生和潜在发生因病致贫、因病返贫困难家庭的主动发现工作机制,动态监测预警,助推精准分类救助,及时响应困难群众的基本诉求。二是实施农村低收入居民的体检与疾病预防措施,做好保持健康和疾病防治的宣传推广,推动重大疾病的主动预防,实现"小病不脱、大病不抗"。三是探索医保基金更高统筹层次的政策设计,提升医保的可携带性,为农村居民跨区就医和城乡流动就业增收提供便利,拓展主动脱贫的政策空间。

第五章

健康扶贫工程的治理效果评估

2016年，国家实施健康扶贫工程，提出降低农村贫困人口看病费用负担、分类救治大病和慢性病患者、县域内住院先诊疗后付费、贫困地区基层卫生体系建设、全国三级医院对口帮扶机制、公共卫生防治措施等诸多政策举措，旨在防止因病致贫、因病返贫，促进农村贫困人口享有基本医疗卫生服务。本章对健康扶贫工程实施的制度背景和整体政策效果进行总结，建立政策评估的分析框架，缓解长期贫困、健康衰减作为政策收益，引发潜在的道德风险作为政策成本，实证评估健康扶贫工程实施的政策效果。

第一节 健康扶贫工程的制度背景

2015年中共中央、国务院发布《关于打赢脱贫攻坚战的决定》，从国家层面提出实施健康扶贫工程。2016年国家颁布了《关于实施健康扶贫工程的指导意见》，进行具体部署安排；同年10月，发布《健康扶贫工作考核办法》，后续相继颁布多项政策文件，从主要任务、重点目标、考核办法、行动计划等多方面，深入推进开展健康扶贫工程。《健康扶贫工程"三个一批"行动计划》（2017年），《关于印发健康扶贫三年攻坚行动实施方案的通知》（2018年），《关于印发巩固拓展健康扶贫成果同乡村振兴有效衔接实施意见的通知》（2021年），都提出深入实施健康扶贫工程。《关于深化医疗保障制度改革的意见》（2020年）和《关于健全重特大疾病医疗保险和救助制度的意见》（2021年）两份国家层面的政策文件，基于扎实推进共同富裕，破解看病难、看病贵问题，提升困难群众的福利水平，促进社会公平正义，提出了建立健全防范和化解因病致贫返贫长效机制的重要议题。

健康扶贫工程包括一系列医疗保障重点倾斜与医疗资源均衡配置的政策措施。第一，提升基本医疗保险的保障水平。新农合和大病保险为经济困难的农村家庭提供了更全面的保障措施，这主要体现在对重大疾病的报销比例提高。第二，加强医疗救助的有效覆盖。加强医疗救助和慈善援助是基本医疗保险制度（新农合和大病保险）的有力支撑，协同衔接确保农村弱势群体家庭得到有力保障。第三，建立动态管理信息系统。国务院扶贫办创建健康扶贫动态管理系统，便于对农村贫困家庭进行精准识别、精准救助，并使重大疾病治疗的结算程序简化。第四，医疗卫生资源均衡配置。推进在城乡地区公平分配医疗资源，包括促进富裕地区的高水平三级医疗机构与贫困地区的县级医院之间持续对接帮扶。第五，医疗卫生基础设施建设。在贫困地区的县、乡两级协力建设标准化的医疗卫生机构，同时，制定具体的政策将远程医疗诊断服务和健康咨询推广到贫困地区，赋能贫困地区医疗机构的诊疗能力。第六，医疗卫生人力资源倾斜培养。通过积极有力的引才政策，鼓励医疗人才向贫困地区的初级保健机构流动。此外，还强调对医疗保健专业人员进行全面培训的重要性。第七，加强贫困地区公共卫生服务的能力。为提高贫困地区基本公共卫生服务的质量，采取诸多措施，包括加强流行病控制、加强儿科营养及开展母婴保健计划。

总体上健康扶贫政策的实施将因病致贫返贫人口从2014年的2 850万人减少到2018年的514.6万人，因病致贫返贫人口开始逐步大幅减少。2019年年底基本实现了三重保障对农村贫困人口的全面覆盖，基本医疗保险提升了农村居民的待遇，大病保险向贫困人口倾斜，医疗救助深化了托底保障功能，促进了贫困人口的基本医疗服务利用。2019年贫困患者在县域内住院就诊的比例达到91.4%。健康扶贫通过医保政策倾斜、贫困地区医疗服务能力建设、分类救治救助、疾病防控与健康促进等系列举措，基本实现了"看得起病、看得好病、看上病、少生病"的政策目标。因病致贫返贫的治理重点主要是贫困人口，健康扶贫工程的实施不仅改善了贫困人口的处境，而且在一定程度上也惠及了非贫困人口。因此，健康扶贫是巩固脱贫攻坚战的关键，但健康扶贫也依然面临重要挑战。健康扶贫的治理目标不应仅强调事后补偿直接医疗经济负担，更要注重事前健康风险源的预防与控制；以预防管理为中心的政策格局有待推进，深度贫困的地区建档立卡瞄准效果有待提升，让真正的贫困户得到政策帮扶，尤其是针对特殊贫困人群精准帮扶的力度需进一步加强；高标准保障兜底待遇

第五章 健康扶贫工程的治理效果评估

产生的"棘轮效应"不利于贫困人口主动脱贫的政策激励;在贫困线附近的边缘困难家庭医疗保障待遇差距显著;城乡医疗卫生资源分布不均衡,贫困地区长期留住医疗卫生人才需要政策和政府资源持续投入;缺乏完善医疗服务对口支援的长效机制;稳定可持续的财政筹资机制有待建成;社会力量参与健康贫困治理的能力相对有限。

健康扶贫工程对因病致贫的长期影响还需要严谨的评估。一方面,将缓解农村居民长期贫困和健康衰减的影响视为政策执行显性效益指标,同时促进农村居民医疗服务利用与降低医疗费用支出;另一方面,报销待遇的提升可能引发潜在的事前和事后道德风险,将其视为与政策执行相关隐性成本指标。本研究引入成本效益的理论政策评估分析框架,评估健康扶贫工程的政策影响,为建立健康扶贫工程的长效政策机制提供政策依据。

第二节 健康扶贫缓解长期贫困的效果评估

一、引言

医疗保险在缓解长期贫困和提高社会经济安全方面发挥着至关重要的作用。由于贫困人口难以将生存资源转用于医疗保健,如果家庭得不到医疗保险的充分保护,一场重大疾病带来的经济风险仍然会给中低收入家庭带来毁灭性打击。我国在各项社会保障事业建设和完善的进程中,非常重视并保障弱势群体的健康发展,党中央、国务院一直非常关注贫困地区卫生健康工作,不断加大对农村基层医疗机构的财政投入,改善农村医疗机构的医疗基础设施,提高卫生资源配置的公平性。2016年,国家正式实施健康扶贫工程。健康扶贫通过预防、治疗、保障治理机制阻断贫困与疾病恶性循环的贫困陷阱,健康扶贫实施效果显著,农村建档立卡贫困人口就诊人数持续上升,而自付医疗费用不断下降,但健康扶贫也面临多重治理挑战。2021年,国家多部委联合印发了《关于印发巩固拓展健康扶贫成果同乡村振兴有效衔接实施意见的通知》,探索健康扶贫的可持续长效机制。健康扶贫政策应引入多维评价标准,借助数字化智慧信息平台,实现对困难群体的精准识别,改善贫困地区对口帮扶机制,提升医疗服务质量与效率。

学术界针对健康扶贫政策的完善与可持续性进行了充分的讨论,但从更为广泛的普惠民生的保障视角探讨健康扶贫工程长效机制的成果相对较少。健康扶贫工程政策在全国层面开始推广实施,政策效果是否缓解了农村居民的长期贫困和健康衰减?是否获得政策收益?健康扶贫工程的推进需要财政的持续投入,那么政策实施是否产生理论角度的政策成本?是否存在事前和事后的道德风险?本研究利用健康扶贫工程在全国推广,形成"准自然实验",运用双重差分计量方法,依据政策理论分析框架,评估健康扶贫工程的政策收益和政策成本。

二、研究设计

(一)模型设定

健康扶贫工程的实施对于受政策照顾的弱势困难群体都是外在的政策冲击,这就形成了一次重要政策评估的"准自然实验"。本研究采用标准DID模型,从政策收益的角度,识别健康扶贫工程缓解农村贫困人口贫困脆弱性和健康衰减的政策影响,如计量模型(5.2.1)和(5.2.2)所示;从政策成本的角度,通过分析健康扶贫工程对农村居民医疗服务利用和医疗成本费用的影响,进一步识别健康扶贫工程对事前和事后道德风险的影响,如计量模型(5.2.3)和(5.2.4)所示;采用动态DID模型,对平行趋势假设进行检验,将$t-1$期($DHPAP_{is,t-1}$)作为动态检验的基线对照组,如计量模型(5.2.5)所示。健康扶贫对农村贫困人口提供全面的医疗保障和医疗救助,改善贫困地区的医疗资源配置和医疗基础设施建设,但农村贫困人口是否选择接受医疗救助和获取医疗资源,取决于个人层面的特征因素,如对医疗救助政策的了解程度(信息偏差)、对健康的重视程度和对匹配医疗方案的寻求程度(认知偏差)、对风险的偏好程度(主观偏好)等。因此,为了尽可能控制产生选择偏差的个人层面不可观测变量,避免非线性模型带来的估计偏差,固定效应控制在个人层面,选择线性概率模型作为识别方法。

$$Poverty\_vulnerability_{it} = \beta_0 + \beta_1 DHPAP_{it} + \gamma X_{it} + \mu_i + \lambda_t + \varepsilon_{it} \quad (5.2.1)$$

$$Health\_decline_{it} = \theta_0 + \theta_1 DHPAP_{it} + \gamma X_{it} + \mu_i + \lambda_t + \varepsilon_{it} \quad (5.2.2)$$

$$Healthcare\_utilization_{it} = \tau_0 + \tau_1 DHPAP_{it} + \gamma X_{it} + \mu_i + \lambda_t + \varepsilon_{it} \quad (5.2.3)$$

$$Healthcare\_cost_{it} = \omega_0 + \omega_1 DHPAP_{it} + \gamma X_{it} + \mu_i + \lambda_t + \varepsilon_{it} \quad (5.2.4)$$

$$Poverty\_vulnerability_{it} = \beta_0 + \sum_{t-t_0 < 0}^{-5} \beta_{t-t_0}^{pre} DHPAP_{i,t-t_0} + \beta_{t-t_0=1}^{post} DHPAP_{i,t-t_0} + \gamma X_{it} + \mu_i + \lambda_t + \varepsilon_{it}$$

$$(5.2.5)$$

式中，$Poverty\_vulnerability_{it}$ 代表贫困脆弱性，$Health\_decline_{it}$ 代表健康衰减，$Healthcare\_utilization_{it}$ 代表医疗服务利用，$Healthcare\_cost_{it}$ 代表医疗费用成本，均对应于各自回归的被解释变量；$DHPAP_{it}$ 代表关键解释变量，即个体 i 在时间 t 受健康扶贫政策影响的情况，X_{it} 是系列控制变量，μ_i 是个体水平的固定效应，λ_t 是时间固定效应，ε_{it} 是误差项。

本研究采用中介效应模型检验健康扶贫的政策效应机制，体检和住院治疗可能是间接影响农村贫困人口贫困脆弱性的重要渠道，如图5.2.1所示。$Physical\_examination_{it}$ 代表体检，对应的检验模型为式（5.2.1）、式（5.2.6）和式（5.2.7）；$Inpatient\_care_{it}$ 代表住院，对应的检验模型为式（5.2.1）、式（5.2.8）和式（5.2.9）。

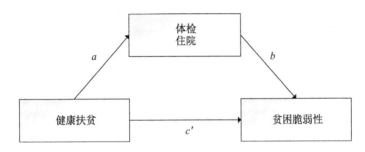

图 5.2.1　贫困脆弱性影响机制

$$Physical\_examination_{it} = \alpha_0 + \alpha_1 DHPAP_{it} + \gamma X_{it} + \mu_i + \lambda_t + \varepsilon_{it} \quad (5.2.6)$$

$$Poverty\_vulnerability_{it} = \delta_0 + \delta_1 DHPAP_{it} + \delta_2 Physical\_examination_{it} + \gamma X_{it} + \mu_i + \lambda_t + \varepsilon_{it} \quad (5.2.7)$$

$$Inpatient\_care_{it} = \eta_0 + \eta_1 DHPAP_{it} + \gamma X_{it} + \mu_i + \lambda_t + \varepsilon_{it} \quad (5.2.8)$$

$$Poverty\_vulnerability_{it} = \kappa_0 + \kappa_1 DHPAP_{it} + \kappa_2 Inpatient\_care_{it} + \gamma X_{it} + \mu_i + \lambda_t + \varepsilon_{it} \quad (5.2.9)$$

（二）数据来源

运用中国健康与养老追踪调查（CHARLS）数据，选择CHARLS四期（2011年、2013年、2015年、2018年）全国追踪样本数据，评估健康扶贫对贫困脆弱性的影响。CHARLS四期数据共有77 221个样本。根据健康扶贫工程的官方政策文件，将农村贫困人口认定为处理组，包括登记在册建档立卡贫困人口、低保家庭、贫困残疾人家庭，将其他个体认定为对照组。经删除重复登记值、清理缺失值和异常值后，最终得到40 384个样本，其中处理组5 946个样本，对照组34 438个样本。宏观层面的数据来自国家统计局公布的《中国城市统计年鉴》，根据年份和城市地理信息，与CHARLS数据进行匹配。

（三）变量设定

1. 被解释变量

（1）贫困脆弱性。贫困脆弱性在一定程度上反映了家庭陷入长期贫困或慢性贫困的特征。贫困脆弱性可定义为家庭 i 在 t 时间的福利（收入或消费支出）在 $t+1$ 时间低于贫困线的概率，如式（5.2.10）所示。

$$Poverty\_vulnerability_{it} = Pr(income_{i,t+1} \leq PL) \quad (5.2.10)$$

式中，$income_{i,t+1}$ 为家庭人均收入，PL 为贫困线。现行贫困标准是指按中国2010年价格计算的农村居民生活水平每人每年低于2 300元。本研究采用三步可行广义最小二乘法来计算贫困脆弱性的参数，具体计算方法与评估城乡医保整合缓解长期贫困章节中保持一致。

（2）健康衰减。CHARLS将在前三期数据中询问受访者自我评估的健康状况，方法是将受访者随机分为两组，分别对应问题①"您认为自己的健康状况是极好、很好、好、一般还是差？"和问题②"您认为自己的健康状况是很好、好、一般、差还是很差？"。第四期数据（2018）没有将整体样本随机分为两组，而是直接回答所有受访者的问题②。在处理自评健康变量时，参考以往文献中对基本医疗保险评估有重要贡献的方法。健康自评变量设置：优、很好、好为1；一般、差、很差为0。如果 $t+1$ 年的自评健康状况低于 t 年的自评健康状况，那么健康衰减变量设为1，否则设为0。

（3）医疗服务利用和医疗费用成本。医疗服务利用包括体检、门诊护理、住院护理和自我治疗。医疗费用成本包括总费用和自付费用，两者均基于CHARLS数据特征区分为最后一次和一段时间；门诊护理和自我治疗为过去一个月；住院护理为过去一年。评估健康扶贫工程对医疗服务利用和医疗费用成本的影响，检验健康扶贫工程对家庭医疗费用成本、家庭可支付能力和灾难性卫生支出的影响，确认事后道德风险的发生。通过评估健康扶贫工程对体检、吸烟和饮酒等健康行为的影响，确认事前道德风险的发生。

2. 关键解释变量

设置两类关键政策自变量。一是标准双重差分模型中最重要的自变量——政策冲击变量（$DHPAP_{it}$），表示个体 i 在第 t 年经历了政策冲击。政策冲击变量可以分解为分组变量与政策发生事件之间的交互项，将建档立卡家庭、低保家庭、贫困残疾人家庭作为处理组，其他家庭作为对照组。根据健康扶贫工程政策文件确定政策发生在 2016 年。一是为了对健康扶贫工程政策效果进行动态评估，结合事件研究的方法和 CHARLS 数据结构的特点，设置相应的政策动态虚拟变量，分别对应 2011 年的 $DHPAP_{i,t-5}$、2013 年的 $DHPAP_{i,t-3}$ 和 2015 年的 $DHPAP_{i,t-1}$。CHARLS 的样本期一般是从访谈年份的 7 月或 8 月到上一年的 7 月或 8 月。2018 年只有一年左右的政策实施时间，2018 年对应 $DHPAP_{i,t+1}$。

3. 控制变量

为了对健康扶贫工程政策效果进行一致且无偏的估计，解决潜在的遗漏变量问题，控制个人和家庭人口特征变量，包括年龄、性别、婚姻状况、教育程度、中共党员身份、少数民族、家庭规模和家庭收入等；在村或社区层面，控制基础设施变量，包括下水道系统、沥青路等地区特征；在宏观层面，控制城市和省份的特征变量，城市人均国内生产总值代表城市经济发展水平，全省每万人医疗机构床位数代表省级医疗资源分布情况。考虑到 CHARLS 只公布 2013 年的党员和少数民族特征，以及 2011 年的社区（村）特征，对各年的数据信息进行匹配，同时假设这些个人和社区特征在近几年保持稳定。

基准回归变量的定义和描述性统计见表 5.2.1 和表 5.2.2。医疗服务利用、医疗费用成本的定义和描述性统计见表 5.2.3 和表 5.2.4。在回归结果的报告中，进一步讨论分析健康扶贫工程对事前和事后道德风险的影响。

表 5.2.1　基准回归变量的定义

	变量	定义
被解释变量	贫困脆弱性	时间 t 的家庭人均收入在时间 $t+1$ 时低于贫困线的概率；当贫困脆弱性概率超过 0.5 时为 1，否则为 0
	健康衰减	如果 i 个人在 $t+1$ 时间的自我评估健康水平小于 t 时间的自我评估健康水平，则表示 1，否则表示 0
解释变量	健康扶贫	如果政策处理组中的个体 i 在 t 时间内经历过健康扶贫政策影响，则表示 1，否则表示 0
	年龄	数据调查当年受访者的年龄
	性别	1 代表女性，0 代表男性

续表

变量		定义
解释变量	婚姻	已婚或同居为1，否则为0
	教育	受教育年限
	中共党员身份	1表示属于中共党员，否则为0
	少数民族	1表示少数民族，否则为0
	家庭规模	一个家庭中共同生活的人数
	家庭收入（对数）	家庭总收入取对数
	社区（村）沥青路	1表示社区（村）修建了沥青路，否则为0
	社区（村）下水道系统	1表示社区（村）修建了下水道系统，否则为0
	城市人均GDP（对数）	城市人均GDP取对数
	省医疗床位数	全省每万人拥有的医疗床位数

注：受教育年限的设定与前述评估保持一致。家庭收入和人均国内生产总值均采用对数形式。

表 5.2.2　基准回归变量的描述性统计

变量		全样本	处理组	控制组
被解释变量	贫困脆弱性	12 625（31.26%）	2 499（42.03%）	10 126（29.4%）
	健康衰减	33 879（97.62%，$N=34\ 704$）	5 289（96.97%，$N=5\ 454$）	28 590（97.74%，$N=29\ 250$）
解释变量	健康扶贫	40 384	5 946（14.27%）	34 438（85.28%）
	年龄	60.47（9.80）	63.61（10.07）	59.92（9.65）
	性别	21 019（52.05%）	2 999（50.44%）	18 020（52.33%）
	婚姻	35 377（87.6%）	4 666（78.47%）	30 711（89.18%）
	教育	4.94（3.28）	4.14（2.95）	5.08（3.32）
	中共党员身份	2 864（7.09%）	481（8.09%）	2 383（6.92%）
	少数民族	2 648（6.56%）	598（10.06%）	2 050（5.95%）
	家庭规模	2.96（1.60）	2.73（1.55）	2.99（1.61）
	家庭收入（对数）	9.21（1.63）	8.91（1.32）	9.27（1.67）

续表

变量		全样本	处理组	控制组
解释变量	社区（村）沥青路	24 267（60.09%）	2 856（48.03%）	21 411（62.17%）
	社区（村）下水道系统	7 160（17.73%）	618（10.39%）	6 542（19%）
	城市人均GDP（对数）	10.49（0.59）	10.36（0.55）	10.52（0.60）
	省医疗床位数	48.94（10.59）	50.29（10.76）	48.71（10.54）

注：表中的汇总统计基于基准回归样本。健康衰减变量的样本量小于其他变量，原因是健康状况下降变量自2013年开始定义。如果是连续变量，表中报告的是均值，括号内是方差。如果是离散变量，表中报告的是样本量，括号内是占总样本的百分比。

表 5.2.3　医疗服务利用与医疗费用成本的定义

变量		变量定义
被解释变量	体检	1表示从上次面试开始进行体检，否则为0
	门诊	1表示受访者上个月曾去医疗机构接受门诊治疗，否则为0
	住院	1表示受访者在过去一年中曾到医疗机构接受住院治疗，否则为0
	自我治疗	1表示受访者在过去一个月中采取自我治疗措施，否则为0
	门诊总费用	过去一个月门诊总费用（对数形式）
	门诊自付费用	过去一个月门诊自付费用（对数形式）
	最后一次门诊总费用	过去一个月最后一次门诊总费用（对数形式）
	最后一次门诊自付费用	过去一个月最后一次门诊自付费用（对数形式）
	住院总费用	过去一年住院治疗总费用（对数形式）
	住院自付费用	过去一年住院治疗自付费用（对数形式）
	最后一次住院总费用	过去一年最后一次住院总费用（对数形式）
	最后一次住院自付费用	过去一年最后一次住院自付费用（对数形式）

续表

变量		变量定义
被解释变量	自我治疗总费用	过去一个月自我治疗总费用（对数形式）
	自我治疗自付费用	过去一个月自我治疗自付费用（对数形式）
	家庭医疗支出	过去一年家庭医疗支出费用（对数形式）
	家庭可支付能力	家庭支付能力的定义是家庭消费支出减去家庭食品支出（对数形式）
	灾难性卫生支出	灾难性卫生支出是指家庭医疗支出超过家庭支付能力的40%
	吸烟	有吸烟行为的受访者为1，否则为0
	饮酒	有饮酒行为的受访者为1，否则为0

表 5.2.4 医疗服务利用与医疗费用成本的描述性统计

变量	全样本	处理组	控制组
体检	23 935（52.11%，$N=45\,932$）	3 465（51.55%，$N=6\,722$）	20 470（52.21%，$N=39\,210$）
门诊	8 926（19.48%，$N=45\,818$）	1 533（22.83%，$N=6\,716$）	7 393（18.91%，$N=39\,102$）
住院	5 770（12.56%，$N=45\,932$）	1 220（18.15%，$N=6\,722$）	4 550（11.6%，$N=39\,210$）
自我治疗	24 510（53.36%，$N=45\,932$）	3 991（59.37%，$N=6\,722$）	20 519（52.33%，$N=39\,210$）
门诊总费用	5.28（1.87，$N=8\,712$）	5.27（2.03，$N=1\,496$）	5.28（1.84，$N=7\,216$）
门诊自付费用	5.06（1.85，$N=8\,609$）	5.0（1.95，$N=1\,462$）	5.08（1.83，$N=7\,147$）
最后一次门诊总费用	4.95（1.93，$N=8\,625$）	4.95（2.08，$N=1\,477$）	4.94（1.89，$N=7\,148$）
最后一次门诊自付费用	4.75（1.87，$N=8\,513$）	4.66（1.98，$N=1\,445$）	4.77（1.85，$N=7\,068$）
住院总费用	8.44（1.42，$N=5\,555$）	8.34（1.53，$N=1\,170$）	8.46（1.39，$N=4\,385$）

续表

变量	全样本	处理组	控制组
住院自付费用	7.61 (1.96, $N=5\,447$)	7.22 (2.19, $N=1\,144$)	7.71 (1.88, $N=4\,303$)
最后一次住院总费用	8.21 (1.39, $N=5\,486$)	8.01 (1.51, $N=1\,141$)	8.26 (1.36, $N=4\,345$)
最后一次住院自付费用	7.37 (1.97, $N=5\,345$)	6.87 (2.19, $N=1\,114$)	7.51 (1.88, $N=4\,231$)
自我治疗总费用	4.32 (1.45, $N=23\,093$)	4.48 (1.44, $N=3\,743$)	4.29 (1.45, $N=19\,350$)
自我治疗自付费用	4.28 (1.45, $N=22\,645$)	4.43 (1.44, $N=3\,701$)	4.25 (1.45, $N=18\,944$)
家庭医疗支出	7.44 (1.50, $N=31\,625$)	7.58 (1.55, $N=4\,812$)	7.41 (1.50, $N=26\,813$)
家庭可支付能力	8.95 (1.34, $N=37\,241$)	8.73 (1.35, $N=5\,534$)	8.99 (1.33, $N=31\,707$)
灾难性卫生支出	6 159 (18.76%, $N=32\,828$)	840 (18.94%, $N=4\,435$)	5 319 (18.73%, $N=28\,393$)
吸烟	15 130 (32.99%, $N=45\,869$)	2 056 (30.59%, $N=6\,721$)	13 074 (33.4%, $N=39\,148$)
饮酒	10 768 (30.15%, $N=35\,709$)	2 207 (41.62%, $N=5\,303$)	8 561 (28.16%, $N=30\,406$)

注：表中报告的变量均对应各自回归中的样本量。表中医疗费用成本的单位均是元，且均采用对数形式，这与以往的研究一致，可避免极端异常值对政策评估的影响。如果是连续变量，表中报告的是均值，括号内是方差和样本量。如果是离散变量，表中报告的是均值，括号内是占总样本的百分比和样本量。

三、实证结果分析

（一）基准回归分析

健康扶贫工程对农村贫困居民贫困脆弱性和健康衰减的影响见表5.2.5。(1) 列估计结果表明，健康扶贫工程显著降低了3.3%的贫困脆弱性。个人、家庭、村庄、城市和省级特征也能显著降低贫困脆弱性。(2) 列估计结果表明，健康扶贫可延缓农村贫困人口的健康衰减(1.84%)。

表 5.2.5 健康扶贫工程对农村贫困居民贫困脆弱性和健康衰减的影响

变量	贫困脆弱性（1）	健康衰减（2）
健康扶贫	−0.033 0***	−0.018 4**
	(0.012 7)	(0.007 7)
年龄	−0.005 2***	−0.001 1***
	(0.000 3)	(0.000 2)
性别	−0.090 9***	−0.000 8
	(0.005 2)	(0.002 8)
婚姻	−0.255 9***	0.019 6***
	(0.008 7)	(0.004 5)
教育	−0.044 0***	0.000 9**
	(0.000 8)	(0.000 4)
中共党员身份	−0.029 1***	−0.000 8
	(0.009 8)	(0.004 5)
少数民族	−0.094 3***	−0.001 1
	(0.010 9)	(0.004 9)
家庭规模	0.009 6***	−0.000 5
	(0.001 9)	(0.000 9)
家庭收入（对数）	−0.032 8***	0.000 5
	(0.001 8)	(0.000 4)
社区（村）沥青路	−0.086 1***	0.001 9
	(0.006 0)	(0.003 0)
社区（村）下水道系统	−0.203 3***	−0.003 0
	(0.006 7)	(0.003 4)
城市人均GDP（对数）	−0.101 5***	−0.009 6***
	(0.005 0)	(0.002 5)
省医疗床位数	−0.005 0***	−0.000 1
	(0.000 5)	(0.000 2)
样本量	40 384	34 704
Adj. R^2	0.398 7	0.073 4

注：括号内为标准误差。统计显著性如下：＊＊＊表示 $p<0.01$；＊＊表示 $p<0.05$；＊表示 $p<0.1$。所有估计结果对个人和年份固定效应进行控制。

第五章 健康扶贫工程的治理效果评估

(二) 健康扶贫对医疗服务利用和医疗费用成本的影响

健康扶贫对医疗服务利用的影响见表5.2.6。健康扶贫没有明显增加农村贫困居民的门诊医疗使用率。(1)列的估算结果在统计上并不显著。(2)~(3)列中,健康扶贫较大幅度地提高了农村贫困居民的住院医疗服务利用(9.34%)和自我治疗行为(4.1%)。

表5.2.6 健康扶贫对医疗服务利用的影响

变量	门诊(1)	住院(2)	自我治疗(3)
健康扶贫	0.003 6	0.093 4***	0.041 0***
	(0.012 9)	(0.012 5)	(0.015 7)
年龄	0.000 6**	0.003 2***	0.003 0***
	(0.000 3)	(0.000 2)	(0.000 4)
性别	0.024 0***	0.004 0	0.032 6***
	(0.005 1)	(0.004 2)	(0.006 5)
婚姻	-0.013 3	-0.010 6	0.030 7***
	(0.008 2)	(0.007 1)	(0.010 2)
教育	-0.002 0**	-0.000 7	0.003 7***
	(0.000 8)	(0.000 7)	(0.001 1)
中共党员身份	0.012 0	0.015 2*	0.000 2
	(0.010 3)	(0.008 9)	(0.012 8)
少数民族	-0.032 7***	0.002 7	0.026 3**
	(0.010 1)	(0.008 4)	(0.012 9)
家庭规模	0.005 3***	-0.001 4	0.001 7
	(0.001 8)	(0.001 5)	(0.002 2)
家庭收入(对数)	0.001 4	-0.001 4*	0.003 3***
	(0.001 0)	(0.000 8)	(0.001 2)
社区(村)沥青路	0.000 9	0.017 7***	-0.025 3***
	(0.005 7)	(0.004 7)	(0.007 2)
社区(村)下水道系统	-0.009 6	0.004 0	-0.019 2**
	(0.007 1)	(0.005 8)	(0.008 8)

续表

变量	门诊（1）	住院（2）	自我治疗（3）
城市人均GDP（对数）	−0.015 2***	−0.017 2***	−0.030 7***
	(0.004 9)	(0.004 1)	(0.006 2)
省医疗床位数	−0.001 6***	0.001 5***	0.006 3***
	(0.000 5)	(0.000 4)	(0.000 6)
样本量	45 818	45 932	45 932
Adj. R^2	0.009 6	0.025 9	0.020 1

注：括号内为标准误差。统计显著性如下：***表示 $p<0.01$；**表示 $p<0.05$；*表示 $p<0.1$。所有估计结果都对个人和年份固定效应进行控制。

健康扶贫对医疗费用成本的影响见表5.2.7。（1）~（4）列显示，实施健康扶贫工程后，过去一个月门诊总费用降低了49.89%，门诊自付费用大幅降低了73.99%；过去一个月最后一次门诊总费用总体上减少了58.93%，过去一个月最后一次门诊自付费用减少了72.8%。（5）~（8）列显示，实施健康扶贫工程后，过去一年最后一次住院治疗的自付费用减少了89.39%，但对过去一年住院总费用、自付费用及最后一次住院的总费用没有显著影响。住院往往意味着患者病情较为严重，诊疗过程具有不确定性，结合政策实施时间和CHARLS数据结构采集程序，在评估时健康扶贫仅实施一年左右，健康扶贫能够起到显著降低住院费用的效果，这也进一步表明健康扶贫的政策效应有待进一步释放和显现。（9）~（10）列显示，健康扶贫没有显著降低过去一个月自我治疗的总费用和自付费用。

表5.2.7 健康扶贫对医疗费用成本的影响

变量	过去一个月门诊总费用（1）	过去一个月门诊自付费用（2）	过去一个月最后一次门诊总费用（3）
健康扶贫	−0.498 9*	−0.739 9***	−0.589 3**
	(0.288 5)	(0.283 8)	(0.293 6)
控制变量	Y	Y	Y
样本量	8 712	8 609	8 625
Adj. R^2	0.044 1	0.034 5	0.047 4

续表

变量	过去一个月最后一次门诊自付费用（4）	过去一年住院总费用（5）	过去一年住院自付费用（6）
健康扶贫	−0.728 0**	0.019 2	−0.663 1
	（0.283 8）	（0.303 9）	（0.457 5）
控制变量	Y	Y	Y
样本量	8 513	5 555	5 447
Adj. R^2	0.039 7	0.056 3	0.064 3
变量	过去一年最后一次住院总费用（7）	过去一年最后一次住院自付费用（8）	过去一个月自我治疗总费用（9）
健康扶贫	−0.044 7	−0.893 9**	0.109 0
	（0.298 3）	（0.434 8）	（0.073 4）
控制变量	Y	Y	Y
样本量	5 486	5 345	23 093
Adj. R^2	0.056 0	0.099 2	0.047 7
变量	过去一个月自我治疗自付费用（10）	过去一年家庭医疗支出（11）	过去一年家庭可支付能力（12）
健康扶贫	0.109 8	0.213 6***	−0.168 7***
	（0.076 0）	（0.066 4）	（0.048 7）
控制变量	Y	Y	Y
样本量	22 645	31 625	37 241
Adj. R^2	0.045 1	0.055 6	0.185 4

注：所有医疗费用因变量均采用对数形式。

疾病的发病时机和治疗效果都存在不确定性。患者和医生之间在疾病治疗方案方面存在严重的信息不对称，这将导致道德风险。需方事后道德风险是指当患者拥有医疗保险时，他们所面临的医疗服务边际价格较低，经济激励会导致医疗资源被过度浪费。供给方事后道德风险是指当患者就医寻求诊疗方案时，医生利用自身专业医学知识的信息不对称①，故意多开药、多做医学检查，以获得额外经济收益，从而导致医疗资源、医保基金的过度消耗，也称为供方诱导需求。事前道德风险是指参保人在参加医疗保险后，预期在发生意外风险后支付的医疗边际成本较低，从而减少对健康的投资（体检、体育锻炼等健康的生活方式），增加了可能造成潜在健康风险的行为（吸烟、饮酒等不健康的生活方式）。事前的道德风险会导致健康绩效下降和医疗资源过度消耗。医疗保障水平的提升，使参保人面临较低的医疗服务价格，就可能导致潜在的事前道德风险。

任何一项具有惠及贫困人口的健康改善政策，其目标都是期望增加贫困人口的医疗服务利用，释放潜在的医疗服务需求，改善有病不医的处境，而且政策通常都是基于特定项目的财政筹资，筹资规模有限。因此，政策制定的初衷和政策实施的过程都不希望引发事前和事后的道德风险，将本来属于贫困人口且能够惠及更多贫困人口的医疗资源过度消耗和财政资源大量浪费。显然，事前和事后的道德风险在一定程度上可以衡量政策执行的成本。贫困家庭整体抵御风险的能力较差，稍有医疗支出，就会表现为贫困程度加深，低收入家庭的情况也类似。如果一个贫困家庭或低收入家庭在冒着被挤占家庭可支付能力，甚至可能发生灾难性卫生支出的情况下，依然希望得到医疗服务利用的机会，那么显然这就是真实有效的医疗服务需求，而不是事前和事后道德风险的结果，这是医疗服务可及性改善的表现。基于这一理论事实和逻辑，就可以识别健康扶贫对农村贫困人口的惠民医疗医保政策是否引发潜在的事前和事后的道德风险，进一步确定健康扶贫工程的理论政策成本。

（11）~（12）列数据显示，健康扶贫工程的实施使农村贫困家庭的家庭医疗支出增加了21.36%，同时也挤占了16.87%的家庭可支付能力。表5.2.8（4）列的估计结果表明，灾难性卫生支出的发生率也增加了12.59%。（1）~（3）列的估计结果表明，健康扶贫工程促进6.45%的农村贫困居民体检，而健康扶贫并未显著增加吸烟等不健康行为，相反，饮酒显著下降了2.76%。其中可能的原因是健康扶贫工程促进医疗服务利用，在诊疗过程中，遵从医嘱减少饮酒。

---

① 如在按服务收费的医疗服务成本补偿模式下。

表 5.2.8 健康扶贫对健康行为的影响

变量	体检（1）	吸烟（2）	饮酒（3）	灾难性卫生支出（4）
健康扶贫	0.064 5***	0.009 7	-0.027 6*	0.125 9***
	(0.015 0)	(0.014 9)	(0.014 7)	(0.018 4)
控制变量	Y	Y	Y	Y
样本量	45 932	32 828	45 869	35 709
Adj. R^2	0.319 8	0.262 1	0.082 7	0.065 8

注：括号内为标准误差。统计显著性如下：***表示 $p<0.01$；**表示 $p<0.05$；*表示 $p<0.1$。所有估计结果都对个人和年份固定效应进行控制。

（三）影响机制分析

以体检和住院为中介效应变量，可以检验健康扶贫工程的影响机制（表 5.2.9）。表 5.2.9（1）、（3）列中，路径 a 的系数（$\alpha_1=6.45\%$，$\eta_1=9.34\%$）分别对体检和住院有明显的正向影响。表 5.2.9（2）、（4）列中路径 b 的系数（$\delta_2=2.04\%$，$\kappa_2=3.31\%$）显著为负。通过体检和住院治疗，健康扶贫与贫困脆弱性之间的间接效应（路径 $a \times b$）分别为 -0.132%、-0.309%（$\alpha_1 \times \delta_2$，$\eta_1 \times \kappa_2$）。间接效应占总效应的比例分别为 4.097%、9.633% $\left(\dfrac{\alpha_1 \times \delta_2}{\alpha_1 \times \delta_2 + \delta_1}, \dfrac{\eta_1 \times \kappa_2}{\eta_1 \times \kappa_2 + \kappa_1}\right)$。

表 5.2.9 体检和住院的中介效应检验

变量	体检（1）	贫困脆弱性（2）	住院（3）	贫困脆弱性（4）
健康扶贫	0.064 5***	-0.030 8**	0.093 4***	-0.029 0**
	(0.015 0)	(0.012 7)	(0.012 5)	(0.012 7)
体检（住院）	—	-0.020 4***	—	-0.033 1***
	—	(0.005 9)	—	(0.007 8)
年龄	0.006 9***	-0.005 0***	0.003 2***	-0.005 0***
	(0.000 3)	(0.000 3)	(0.000 2)	(0.000 3)
性别	0.023 0***	-0.090 5***	0.004 0	-0.091 0***
	(0.005 5)	(0.005 2)	(0.004 2)	(0.005 2)
婚姻	0.013 1	-0.255 6***	-0.010 6	-0.256 2***
	(0.008 9)	(0.008 7)	(0.007 1)	(0.0087)

续表

变量	体检（1）	贫困脆弱性（2）	住院（3）	贫困脆弱性（4）
教育	0.004 8***	-0.043 9***	-0.000 7	-0.044 1***
	(0.000 9)	(0.000 8)	(0.000 7)	(0.000 8)
中共党员身份	0.064 3***	-0.027 7***	0.015 2*	-0.028 6***
	(0.011 3)	(0.009 8)	(0.008 9)	(0.009 8)
少数民族	-0.027 9**	-0.095 3***	0.002 7	-0.094 7***
	(0.010 9)	(0.010 9)	(0.008 4)	(0.010 9)
家庭规模	-0.006 7***	0.009 5***	-0.001 4	0.009 6***
	(0.001 9)	(0.001 9)	(0.001 5)	(0.001 9)
家庭收入（对数）	0.009 3***	-0.032 6***	-0.001 4*	-0.033 0***
	(0.001 0)	(0.001 8)	(0.000 8)	(0.001 8)
社区（村）沥青路	0.007 9	-0.085 9***	0.017 7***	-0.085 5***
	(0.006 1)	(0.006 0)	(0.004 7)	(0.006 0)
社区（村）下水道系统	0.052 9***	-0.202 1***	0.004 0	-0.203 0***
	(0.007 7)	(0.006 7)	(0.005 8)	(0.006 7)
城市人均GDP（对数）	0.048 5***	-0.100 5***	-0.017 2***	-0.101 9***
	(0.005 2)	(0.005 0)	(0.004 1)	(0.005 0)
省医疗床位数	0.002 1***	-0.005 0***	0.001 5***	-0.005 0***
	(0.000 5)	(0.000 5)	(0.000 4)	(0.000 5)
样本量	45 932	40 375	45 932	40 375
Adj. R^2	0.319 8	0.399 1	0.025 9	0.399 3

注：括号内为标准误差。统计显著性如下：*** 表示 $p<0.01$；** 表示 $p<0.05$；* 表示 $p<0.1$。所有估计结果都对个人和年份固定效应进行控制。

（四）平行趋势假设检验和稳健性检验

表5.2.10（1）~（2）列显示了贫困脆弱性和健康衰减的动态DID估计结果。在动态检验中，为了避免虚拟变量陷阱，将对应于 $t-1$ 期的 $DHPAP_{is,t-1}$ 作为基线控制组。$DHPAP_{is,t-3}$ 和 $DHPAP_{is,t-5}$ 的系数不显著，估计的绝对值也不大，表明平行趋势检验通过。本研究通过转换贫困线的衡量标准来实现稳健性检验，贫困线是按照世界银行每人每天1.25美元的贫困标准来定义的。（3）列显示，估计结果仍为显著负值（-3.79%）。进一

步模拟一个安慰剂检验,如(4)列所示,如果将政策发生时间虚拟提前一年,估计结果表明安慰剂测试通过。

表 5.2.10　动态 DID 和稳健性检验

变量	贫困脆弱性(1)	健康衰减(2)	贫困脆弱性(3)	贫困脆弱性(4)
健康扶贫前五期	0.011 6	—	—	—
	(0.020 2)	—	—	—
健康扶贫前三期	0.026 0	0.000 7	—	—
	(0.018 9)	(0.006 7)	—	—
健康扶贫前一期	-0.059 4***	-0.018 2**	—	—
	(0.014 5)	(0.007 9)	—	—
健康扶贫(安慰剂)	—	—	-0.037 9***	-0.001 9
	—	—	(0.012 7)	(0.010 6)
控制变量	Y	Y	Y	Y
样本量	40 384	34 704	40 384	40 384
Adj. R^2	0.403 2	0.073 7	0.434 6	0.398 5

注:括号内为标准误差。统计显著性如下:＊＊＊表示 $p<0.01$;＊＊表示 $p<0.05$;＊表示 $p<0.1$。所有估计结果都对个人和年份固定效应进行控制。

四、结论与政策建议

(一)结论

1. 健康扶贫工程实现了政策效益,政策实施降低了农村贫困居民的贫困脆弱性,也缓解了农村贫困居民健康水平下降趋势,增加了医疗服务利用,并降低了医疗费用自付支出,从而改善了农村贫困居民未来长期贫困的状况

健康扶贫工程降低了农村贫困居民的贫困脆弱性(3.3%),延缓的健康衰减(1.84%),促进医疗服务利用、降低重大疾病住院费用支出、减少跨区就医障碍是重要原因。第一,健康扶贫的实施充分提高了农村贫困人口的医疗利用率,尤其是在体检(6.45%)和住院治疗(9.34%)方面。尽管健康扶贫并没有明显促进门诊医疗服务的使用,但充分降低了门诊医疗费用支出,包括上个月或最后一次门诊的总费用支出,以及自付费

用支出。实现门诊费用的有效降低是解决农村因病致贫的关键。第二，健康扶贫促进了住院医疗服务的使用，降低了住院自付费用，充分释放了农村贫困人口因重大疾病对医疗服务的潜在需求。体检活动的增加也表明，尽管健康扶贫并不会对自我治疗费用给予报销，但它提高了农村贫困居民的健康期望和健康投资意识，释放了潜在的医疗服务需求，并导致自我治疗行为的增加，总体上改善了有病不医的状况。

2. 健康扶贫工程没有产生潜在的政策成本，政策实施并没有引起事前和事后的道德风险

首先，健康扶贫在贫困地区推行门诊统筹。评估结果表明，健康扶贫虽没有显著促进门诊服务使用，但显著降低了农村贫困居民过去一个月的门诊服务总费用（49.89%）和自付费用（73.99%）。其次，健康扶贫通过降低政策范围内住院费用的自付比例，提高了农村居民基本医疗保险的保障水平，将农村贫困人口全部纳入大病医疗救助范围。健康扶贫工程政策的发布时间是2016年，而健康扶贫工程"三个一批"行动计划的具体推进时间是2017年，CHARLS数据访谈的时间是从当年的7、8月到上一年的7、8月，因此，正如评估结果表明，健康扶贫显著提高了住院医疗的使用率，同时降低了最后一次住院医疗的实际自付支出（89.39%）。在门诊和住院方面的惠民政策下，健康扶贫工程的实施就存在潜在的需方事后道德风险。从理论逻辑出发，增加了家庭医疗支出（21.36%），挤占了家庭可支付能力（16.87%），产生了一定程度的灾难性卫生支出（12.59%），这表明健康扶贫工程的实施让贫困家庭满足了原本没有实现的医疗需求，而不是引发事后道德风险。进一步，也没有显著增加吸烟行为，但在一定程度上减少了饮酒行为（2.76%），这是由于释放了农村贫困居民的医疗服务需求，而且增加了体检（6.45%）。因此，健康扶贫工程也没有引发事前的道德风险。如果将道德风险视为健康扶贫的隐性政策成本，实证评估表明，健康扶贫的实施并未产生严重的潜在政策成本。

3. 健康扶贫促进释放重病、大病的医疗服务需求，提高健康投入预期，进一步间接提升了改善农村贫困人口长期贫困的效果

通过对影响机制的分析，健康扶贫可以通过提升体检、住院的医疗服务利用率，间接实现降低贫困脆弱性的效果（0.132%、0.309%）。健康扶贫不仅可以显著降低农村贫困居民的贫困脆弱性，缓解健康衰减，还可以通过促进体检和住院治疗产生间接的政策效果，实现缓解长期贫困的政策效果，但对政策的经济效果仍持谨慎态度。

（二）政策建议

1. 建立稳定可持续的筹资机制，转变短期政策干预为长效政策供给

目前，健康扶贫资金主要来源于基本医疗保险、大病保险、医疗救助，以及疾病应急基金、社会救助财政资金（临时救助、支出型贫困救助等）、扶贫资金、社会慈善救助、商业补充医疗保险、政府财政兜底、医疗机构费用减免等多种筹资渠道。医疗保障政策资金主要来源于中央与地方财政筹资，整体上财政负担较重，城乡居民基本医疗保险依然处于低水平筹资与待遇保障阶段。尽管基金整体尚有结余，但部分地区已存在赤字风险，贫困地区的医疗服务能力提升依赖财政的持续稳定投入，医疗机构减免大额医疗费用支出也会使机构运行困难，这些政策需求都进一步加大了资金资源投入。健康扶贫缺乏专项筹资基金，没有形成更高层次的筹资安排，有限的基本医保基金难以长期维持贫困人口的医疗费用支出。实证评估结果已表明，健康扶贫实现了减贫和健康改善的政策受益，即缓解了长期贫困、健康衰减，没有产生理论政策成本，即事前和事后的道德风险。因此，建立稳定、可持续的财政筹资机制，将健康扶贫从短期政策干预转变为长期政策供给，是建立解决因病致贫返贫长效机制的重要政策选择。

2. 推动三重保障与健康扶贫的有效衔接，实现"保基本、保大病、托底线"与"重点瞄准贫困"梯次减贫功能

建立可持续的多层次医疗保障体系，促进统筹基本医疗保险、大病保险、医疗救助三重保障的协调发展，进一步稳步提升特定的重大疾病的保障力度，政策间统筹兼顾仍需提质增效，平衡三重保障与健康扶贫的政策衔接效果，使医疗保障政策、健康扶贫与社会救助充分衔接，搭建与商业补充健康保险、社会慈善救助的社会资源对接的平台，实现对因病致贫、因病返贫的全面社会保护，有效解决贫困人口和非贫困人口在医疗保障待遇上的"悬崖效应"。在大病家庭入户调研及课题组对社区工作负责人访谈中发现，"悬崖效应"不仅存在于官方认定的贫困人员（建档立卡、低保户）与低保边缘家庭之间，还存在于无法纳入贫困人口认定的低收入群体之间。因此，应提高政策、制度、设计安排的灵活性，加大资金、资源的投入力度，通过政策的有效衔接，防止低收入家庭陷入因病致贫、因病返贫的困境。

3. 引入社会力量，链接健康扶贫与农村贫困边缘、低收入人口

正如上述结论所述，健康扶贫工程缓解长期贫困政策效果的经济显著性较为有限,其中一个重要原因是,健康扶贫在中国贫困地区的实施力度空前,政府投入了大量的财政资源来提升贫困地区农村居民的医保保障力度和卫生机构的医疗服务能力。但客观事实是,农村贫困居民(尤其是没有被认定为贫困户身份的低保边缘户、低收入群体)在很多情况下无法获得医疗救助政策的信息(信息偏差),缺乏寻找符合自身医疗需求的诊断治疗方案的知识(认知偏差),这可能是因疾病损伤、残疾没有能力外出就医(失能受困)。因此,公共政策制定更应关注那些能够将农村贫困居民与健康扶贫的政策措施联系起来的力量,支持社会组织提供社会帮助、社会慈善组织与正规医疗救助相配套、社区或村内的健康教育和政策宣传等,这些措施都有潜在的可能进一步提升健康扶贫的效果。

第六章 社会资本的治理效果评估

本章通过分析相关案例,介绍对因病致贫家庭社会资本进行培育,从而实现赋能因病致贫家庭的政策实践。利用CHARLS四期数据,并在前期评估的基础上,结合2014年CHARLS数据中国居民生命历程调查,从社会资本对健康、贫困的影响研究出发,总结社会资本缓解因病致贫的政策评估分析框架,进一步检验结型社会资本和桥型社会资本赋能困难家庭的效果。

第一节 社会资本治理因病致贫的政策实践

一、基层社区五社联动助推社会慈善链接

[案例六]

调研大病家庭基本情况:王先生家中有白血病患儿,王先生也患有严重的胃癌,已经通过手术切除二分之一的胃,属于家庭重病、大病叠加的情况。访问前四五年,该患儿通过移植其姐姐的骨髓得到治疗,移植手术共花费几十万元,然而该患儿身体仍然存在排异反应,需要每年住院治疗,自付高额医疗费用。

调研大病家庭现实困难诉求:一是生活困境。据了解,该白血病患儿的母亲没有工作,须在家照顾孩子,姐姐还在高中学习,家中唯一的收入来源是孩子父亲王先生。王先生从事IT行业,在患胃癌之前收入尚可,但由于突发的胃癌病情,以及工作所在行业周期性波动等,访谈期间,月薪大概是五六千元。当时为支付白血病患儿的骨髓移植手术费用,王先生卖掉了名下的另一套房产,但现在除支付家庭日常开销外,还需要承担孩子住院治疗有关费用。二是社交困境导致白血病患儿在少儿成长期产生心

理问题。病症导致体力有限和身体不适,白血病儿童无法像正常儿童一样上学,从而导致他与同龄人的社交接触机会减少,患儿需要进一步的心理干预与精神疏导。

医疗保障、社会救助政策实施效果:所在社区通过五社联动工作机制助力白血病患儿家庭链接社会企业慈善资源。五社联动是指社区、社会工作者、社会组织、社会志愿者、社会慈善资源的联动,即形成一个由以上五个要素组成的社会关爱服务体系。五社联动以满足居民需求为目标,旨在通过政府购买服务,实现社区治理的专业化、精细化,提升社区居民的生活质量和幸福指数。通过项目化的运作方式,能够做到多方资源的整合对接,促进政社联动、社企协作、社群沟通、数据共享。在访谈中,社区于书记(化名)提到:"五社联动工作机制贯穿整个社区工作,包括资源联动、社区治理等,充分发挥各个部门的力量改善社区居民生活。"

一是在救助资金方面,除政府的住院补贴和困境儿童补贴外,所在社区通过五社联动将白血病患儿家庭链接到本地三合光能企业的社会慈善救助。三合光能企业已经连续三年每年为该白血病患儿家庭定向捐助一万元,帮助家庭减轻经济压力。二是在生活救助方面,首先,通过五社联动,社区联系到社会组织"爱画苑",每年会在社区开展夏令营活动,邀请社区白血病患儿,以及其他情况的困境儿童和社区健康儿童一起绘画与交流,为困境儿童提供与同龄人交流的平台,填补他们社交上的空缺,帮助他们走出家门,接触社会,期望这些困境儿童能够在心理上和精神上健康成长,该活动已连续开展两年。其次,社区针对白血病患儿的兴趣爱好,将逢年过节的慰问品由米面油替代为患儿喜爱的玩具。再次,由于患儿术后肺功能只有正常人的三分之一,日常活动困难,社区联系区团委开展捐助项目,为患儿配备了电动轮椅。最后,社区还为弱势群体开展"微心愿"活动,例如在活动中政府部门副区长认领患儿的心愿,赠送一架天文望远镜。以白血病患儿为代表的困境儿童往往承担着巨大的心理压力,社区的一系列创新式救助帮扶活动让他们感受到生活的希望与美好,帮助患儿与家人、朋友、社会志愿者等建立紧密的情感联系,增强彼此间的情感纽带,从而让患儿更好地面对生活的挑战。社区依托五社联动工作机制,积极响应患儿所在多重病成员家庭的保障救助诉求。

二、智慧救助赋能治理因病致贫

基本医疗保险、大病保险、医疗救助的全面保障是健康扶贫正式制度的公共政策核心，贫困家庭社会资本的培育是健康扶贫非正式制度的社会政策基础，如何将陷入因病致贫、因病返贫的家庭与医疗保障体系、社会救助政策、社会慈善资源进行匹配和链接，从而提升健康扶贫的政策协同效果，这正是所有政策制定时必须面对的问题。近些年来，各地方政府逐步实现社会保障政策制度的数字化、智慧化赋能，期望更好地提升基本公共服务的效能，这正是回答上述问题的重要切入口。因此，通过对江苏省常州市民政部门智慧救助治理相对贫困的调研总结，尝试探索通过智慧化社会救助政策赋能因病致贫家庭社会资本的解决思路。

（一）建设背景

2019年，党的第十九届四中全会提出建立解决相对贫困的长效机制，标志着我国脱贫攻坚主要任务的重心从解决绝对贫困转向解决相对贫困，这对社会救助政策全面实现托底保障提出新要求。习近平总书记在对民政工作的重要指示中强调，各级民政部门要加强党的建设，坚持改革创新，聚焦脱贫攻坚，聚焦特殊群体，聚焦群众关切，更好履行基本民生保障、基层社会治理、基本社会服务等职责，为全面建成小康社会、全面建设社会主义现代化国家作出新的贡献①。这有利于推进改革完善社会救助政策制度，科学合理地建立对相对贫困家庭托底保障机制，助力形成解决相对贫困的长效机制，亦是扎实推进共同富裕的重要举措，更是后精准扶贫时代的贫困治理理论研究中的重要议题。2020年，国家颁布《关于改革完善社会救助制度的意见》，提出创新社会救助方式。社会救助政策实施的现代化必然是保障和改善民生领域社会治理现代化的延伸与拓展。着眼于提升社会救助政策创新效能，民政管理部门推动制度政策体系的改革创新更需运用最新领域的信息技术，打造多层次救助体系、主动发现机制、拓展"物质+服务"、支出型相对贫困家庭及时响应救助、特殊弱势群体的关爱温情救助，打造智慧救助工作机制，实现民政部门间救助资源和信息互通机制，预判预警困难群众的"急难愁盼"问题，发挥其在建设解决相对贫困长效机制过程中的关键作用。这正是构建现代化社会救助政策制度体系的重要政策选择。因此，总结智慧救助建设的实践经验、挑战，对未来以智慧救助为载体构建面向未来治理相对贫困，创新托底社会政策机制，具有十分重要的积极意义。

---

① 习近平对民政工作作出重要指示［N］.人民日报，2019-04-03（01）.

(二) 主要成就

近年来,常州社会救助工作以习近平新时代中国特色社会主义思想为指引,秉承以人民为中心的发展理念,聚焦脱贫攻坚,关注特殊群体,回应群众关切。自2019年深入推进社会救助改革,着力构建大救助体系,开始以智慧救助为载体,尝试为建立解决相对贫困的长效机制探路。

1. 政策优化与制度创新,构建救助相对贫困的政策体系

2015年至今,常州市形成了以最低生活保障、特困供养制度为基础,以临时救助、受灾救助、医疗救助、住房救助、就业援助、教育救助等专项制度为配套,以社会力量参与为补充的社会救助政策体系。2019年,强化了社会救助制度与扶贫开发政策的有效衔接,进一步发挥社会救助在精准扶贫中的作用。2020年,深化临时救助工作,创新构建"临时救助+"的"急诊救助"模式,全面建立镇(街道)临时救助备用金制度,按低保标准适度提高镇(街道)临时救助审批金额,简化优化工作流程,积极开展"先行救助",有效提高社会救助的时效性、针对性,进一步推动政策体系优化。

2. 系统核对与智能研判,提升识别相对贫困的瞄准效率

常州市申请救助家庭经济状况核对平台,目前已经实现与民政、人社、公安、房管、工商、税务等17个部门(机构)互联互通,以及27个大项的居民财产、收入及人员特征信息的数据交换。自2019年起,围绕"一门受理、一网通办、智能识别、精准救助、阳光运行"的目标,打造了常州市智慧大救助管理服务平台。核对平台与社会救助相关部门的历史救助信息数据库资源实现无缝连接,掌握城乡各类困难群众的多方面动态信息,结合社区工作人员的实地走访、入户访问,完善主动发现机制,有效提升对相对贫困的精准识别。智能研判的预警机制有效运行,极大提升了社会救助的及时性,实现了从主动发现到主动救助的制度创新。

3. 机制协同与统筹协调,建立治理相对贫困的工作机制

通过社会救助联席会议提供的工作机制,沟通协调社会救助政策贯彻落实时遇到的困难与挑战。以"三个集成"推动政府领导、部门协作、民政牵头的困难群众基本生活保障协调机制,即集成社会救助项目(不同部门的救助项目)、集成社会救助数据(救助对象和资金)、集成社会资源(引入社会组织和慈善力量参与救助的对接)。建立一站式救助服务受理平

台，应用于市、市辖区、乡镇街道和社区四级救助服务中心及相关工作人员，形成四级联动工作机制。推进社会救助制度城乡统筹，加强社会救助制度与社会福利、社会保险、公益慈善及商业保险等社会政策的统筹规划与有效衔接。

4. 突破创新与深入推动，建立全面的智慧救助体系

构建"五化"智慧救助体系。一体化集成，提升救助效率，整合多部门救助业务，集成各方信息救助资源，规范服务标准。智能化研判，实现救助精准识别，自主申请一键联办，建设常州市智慧大救助管理服务平台，申请人及时申办。智慧平台与医保数据平台对接，主动发现因病致贫返贫对象，防止支出型贫困。网格化联动，将网格管理队伍融入社会大救助服务体系，完善主动发现、主动救助机制。社会化动员，创新公益参与方式，打造公益品牌，研发慈善公益项目，助推慈善帮扶，搭建对接公益平台，引导社会资源有序参与。制度化运行，确保救助长效机制，联席会议跨部门集中解决救助难题，运行市、市辖区、乡镇街道、社区四级救助服务网络。

（三）智慧救助治理因病致贫

相对贫困的主要表现：低收入贫困、因病因学导致的支出型贫困、因自然灾害和意外事故导致的临时性贫困、城乡流动性贫困等形式的贫困。但正如前述章节的分析，因病致贫、因病返贫的比例约占建档立卡贫困人口数据的一半，如何有效治理因病致贫对于相对贫困的治理效果具有至关重要的影响。

1. 一体化整合多部门资源信息，提升社会救助效能

2019年，常州市民政局牵头全市相关社会救助职能部门打造智慧大救助管理服务平台，并于2022年10月启动二期建设。该平台整合救助业务，集成各方资源和信息，通过医保、人社、民政、卫健、住建、总工会等多部门数据信息共享联通，对集中后的数据进行优化、比对、清理，所得信息涵盖基本人口统计特征、户籍所在地、医疗保障、养老社保、教育帮扶、住房救助、临时救助、补贴发放、救助历史、社会帮扶、电子证照、收入资产等，成为困难群众"一户一档一策"大救助数据库，实现针对特殊困难群体的动态监测。平台涵盖14个救助部门31项社会救助业务在线办理，目前已为全市5.8万户特殊困难家庭建立了电子档案，汇集了政府救助、社会帮扶、住房、医疗、教育帮扶、妇联、残联等20类180个数据项目。

精准扶贫背景下我国健康扶贫长效机制研究

2. 智能研判助推主动发现，实现主动救助

智慧大救助管理服务平台对接困难家庭经济状况入户信息、救助申请条件、历史救助信息等全部救助项目信息，匹配救助政策和救助资金，并结合居民反馈，实现救助部门的业务推送，提升救助办理的效率。常州市民政部门积极推进医疗费用预警，以实现对潜在发生因病致贫家庭的主动预警机制，协同本市医保部门将智慧大救助管理服务平台与医保费用系统对接，实现数据共享。一是将全市医疗救助对象纳入医疗费用监测，将年度个人自付医疗费用支出超过 10 000 元的个人及其家庭确定为因病返贫预警对象。二是将全市医保参保人纳入医疗费用监测，将年度个人自付医疗费用支出超过上年度全市人均可支配收入且满足一定救助条件的个人及家庭确定为因病致贫预警对象①。将上述两类预警对象的数据信息按月传递推送给个人及家庭所在镇（街道）基层单位机构；镇（街道）相关机构在接收到医疗费用预警信息后，会根据数据信息将进一步探视工作分配给辖村（社区）工作人员，并指导入户上门走访；在确定符合救助资格后，进一步将救助工作落地落实。这一举措有效改善救助基层主动发现精确度，提升主动救助的及时响应效率，提高社会救助工作质量。目前，已推送大额医疗支出预警数据 9 000 多条，主要涵盖个人医疗支出自付部分超过 10 000 元/年的本地户籍因病返贫对象②。困难群众也可登录"江苏政务服务""我的常州"APP 或者扫描"常州市智慧大救助管理服务平台"二维码进入救助平台后，输入个人相关基础信息，反映遭遇困难的基本诉求，即可申请救助。平台系统通过智能研判，自动精准匹配社会救助政策和项目信息，并实时推动相关民政部门办理救助业务，实现主动救助。

3. 网格赋能救助，联通社会慈善力量

常州市民政部门联合市政法部门，出台《建立网格化社会治理与社会救助联动机制的实施意见》，实现"网格+救助"联动工作机制。通过网格化社会治理平台和智慧救助平台对接，确保数据共享互通；通过

---

① 于巧锡. 坚持改革创新 全力推进社会大救助体系建设：常州市社会救助高质量发展的实践与探索[EB/OL].（2023-09-15）[2024-04-26]. https://mzt.jiangsu.gov.cn/art/2023/9/15/art_89163_11016566.html.

② 常州市人民政府网. 利用智慧大救助管理服务平台为常州市 5.8 万户特殊困难家庭建立电子档案[EB/OL].（2023-12-21）[2024-04-26]. https://www.changzhou.gov.cn/ns_news/646170312112580.

专项专门培训，组织网格员队伍深度参与救助服务，明确具体救助服务内容，鼓励网格员入户上门走访困难群众，为反馈困难家庭"急难愁盼"救助需求提供激励举措。全市1.3万名网格员，包括兼职网格员和社会志愿者，以社会救助辅导员的身份被纳入社会救助体系，有效扩充了基层社会救助力量，聚集了社会救助合力，保障困难群众被社会救助辅导员主动发现，零距离面对面地及时反馈，对困难群众的现实需求及时跟进和救助。

搭建沟通服务平台，引入不同层次的社会慈善力量对接社会救助工作，推动专业社会工作组织和志愿服务深度参与社会救助，实现政府社会救助政策项目与社会资源力量的协同互动，更好地对贫困家庭赋权增能。创新公益服务参与方式，通过打造公益创投、政府购买服务和项目承接等方式，打造"善社同行"等一批项目品牌。搭建公益对接平台，通过智慧救助平台动态监测和入户上门走访切实掌握贫困家庭的现实需求，建立贫困家庭"微心愿"发布制度，统筹多方社会力量实现对困难家庭的物质帮扶、心理咨询、技能培训等多方面的关怀与救助。

4. 多重救助保障，缓解"悬崖效应"

一是扩大低保边缘家庭和支出型困难家庭的覆盖范围，常州市民政工作将低保边缘家庭认定从省级确定的1.5倍低保标准提高至2倍低保标准。二是提高低保边缘家庭和支出型困难家庭的社会救助待遇，低保边缘家庭直接享受医疗救助和物价补贴，因重病、大病导致高额医疗支出的支出型困难家庭也可享有医疗救助待遇，两类家庭也同时享受水和燃气等费用减免的生活保障。三是扩展照料护理服务，从2023年7月1日起，常州市为特困供养人员落实全新标准，每月照料护理标准为1 500元、900元、343元三档，分别对应重度、中度、部分丧失生活自理能力。四是扩大临时救助范围和保障政策，针对困难群众的"急难"型临时救助需求不受户籍限制，"我的常州"APP等智慧救助平台即可自主办理。针对目前已参保本市医保的低收入群体，在医保定点医疗机构就医诊疗的过程中，医保目录范围内产生的医疗费用，除去基本医疗保险、大病保险、医疗救助和不同层次补充医疗保险后的个人自付费用，予以临时救助措施，救助比例分别为40%、50%、60%，分别对应年度内个人自付费用2 000元至1万元、1万元至3万元、3万元以上。针对由重病、大病导致的特殊困难家庭，采取集合不同层级、多方渠道的一事一议救助方式。

第二节 社会资本治理因病致贫的实证评估

一、引言

学术界围绕社会资本与健康、扶贫两条研究主线进行了广泛的研究。社会资本对健康的影响,始于对美国罗赛托(Roseto)社区的关注。1955年至1965年,该社区居民死亡率显著低于周围其他社区。罗赛托社区主要是由意大利移民构成,居民彼此之间形成紧密的人际关系和社区联系是改善健康的重要因素。社区支持和社区凝聚力可以在一定程度上避免潜在的危害健康的行为,从而降低疾病发生率。社会信任也可以对健康产生积极影响。山东大学和哈佛大学的一项合作研究,对山东地区农村居民的社会资本与健康状况进行了分析,结果显示无论是个人层面还是社区层面的社会资本都与自评健康、心理健康及主观幸福感正相关。社会参与、社会凝聚力代表社会资本可以促进个体的医疗服务利用,提升医疗保险支付意愿,改善心理健康。但区分结型社会资本和桥型社会资本的作用,仍是实证研究中需要予以回应的。社会资本不仅可以促进健康,也可以通过特定信息分享、经济资源交换形成的保险机制进一步缓解贫困,这两条研究主线一直处于彼此分离的情形。本研究采用多维贫困指标,更加注重因病致贫的权重设定。社会资本存在赋权增能的作用,增加获得社会保障的机会可以缓解因病致贫。本研究尝试将社会资本对健康、贫困的影响纳入一个评估健康扶贫治理效果的实证分析框架,探索结型社会资本和桥型社会资本实现缓解困难家庭处境效果的差别,以及评估社会资本通过促进健康,从而实现缓解贫困的机制,最终为健康扶贫的公共政策制度提供依据。

二、研究设计

(一)模型设定

采用面板数据的双向固定效应模型,评估社会资本对更强调因病致贫权重的多维贫困的影响。社会资本会在更长时期内保持稳定,双向固定效应模型可以充分利用大样本面板数据的结构特征进行估计,其优势在于可以控制不随时间变动且无法观测的潜在遗漏变量,如个人能力、风险偏好、健康行为习惯等。构建计量模型如式(6.2.1)所示。

$$MPI_{it} = \beta_0 + \beta_1 SC_{it} + \gamma X_{it} + \mu_i + \lambda_t + \varepsilon_{it} \qquad (6.2.1)$$

式中，MPI_{it}代表被解释变量多维贫困；SC_{it}代表关键解释变量社会资本；X_{it}代表控制变量，分别在个体、家庭、社区（村）、城市、省份各层面进行充分控制，包括年龄、性别、婚姻、教育、中共党员身份、少数民族、家庭规模、家庭收入（对数）、社区（村）沥青路、社区（村）下水道系统、城市人均GDP（对数）、省级财政医疗卫生支出等变量；μ_i代表个体层面固定效应；λ_t代表时间固定效应；ε_{it}代表随机误差项。

公共卫生研究领域广泛讨论了社会资本与健康的关系，沿着先前研究贡献的思路，可以推演出"社会资本可以通过改善健康水平，进一步帮助家庭脱贫脱困"的推论。因此，通过中介效应模型对这一机制进行检验，如图6.2.1所示。如果设定社会资本对多维贫困的总效应为 c，可以进一步将总效应 c 分解为直接效应 c' 和间接效应 ab。总效应估计方程对应式（6.2.1），系数 β_1 代表总效应 c。式（6.2.2）代表路径 a，对应系数 η_1。式（6.2.3）中系数 κ_1 对应 c'，系数 κ_2 对应 b。

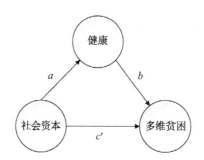

图6.2.1 中介效用关系

$$Health_{it} = \eta_0 + \eta_1 SC_{it} + \gamma X_{it} + \mu_i + \lambda_t + \varepsilon_{it} \qquad (6.2.2)$$

$$MPI_{it} = \kappa_0 + \kappa_1 SC_{it} + \kappa_2 Health_{it} + \gamma X_{it} + \mu_i + \lambda_t + \varepsilon_{it} \qquad (6.2.3)$$

为了进一步检验社会资本对多维贫困的影响机制，用式（6.2.4）和式（6.2.5）分别检验了社会资本对由于医疗费用成本导致贫困的可能性和医疗服务利用的影响。

$$Healthcare\_poverty_{it} = \rho_0 + \rho_1 SC_{it} + \gamma X_{it} + \mu_i + \lambda_t + \varepsilon_{it} \qquad (6.2.4)$$

$$Healthcare\_utilization_{it} = \theta_0 + \theta_1 SC_{it} + \gamma X_{it} + \mu_i + \lambda_t + \varepsilon_{it} \qquad (6.2.5)$$

式中，$Healthcare\_poverty_{it}$代表灾难性卫生支出和因医疗费用陷入贫困的发生率；$Healthcare\_utilization_{it}$代表医疗服务利用，包括体检、门诊和住院。

（二）数据来源

采用CHARLS已公布的2011年、2013年、2015年、2018年四年连续追踪数据，涵盖个体人口统计特征、健康状况与医疗成本、家庭互动、社会参与和社区概况。CHARLS数据仅在2011年公布社区层面数据，个体层面的中共党员身份和少数民族信息仅在2013年和2018年公布，进一步将2011年的数据匹配到其他三年①。2014年生命历程调查数据（主要包括童年时期居住质量、年轻时得到的指导和帮助），与前面四年的数据进行匹配。宏观数据来自历年《中国统计年鉴》，与微观CHARLS数据进行匹配，最终形成面板数据结构。经过对数据的处理与清洗，总样本合计为42 270个。

（三）变量设定

1. 被解释变量

多维贫困（MPI）被解释变量指标设定参考AF方法，结合我国贫困现实背景对多维贫困的研究，着重强调因病致贫的权重。

（1）设定各贫困维度指标取值。$W^{n,q}$是一个$n×q$矩阵，设定矩阵元素为$\omega \in W^{n,q}$，行数n代表样本总数量，列数q代表每个样本在不同福利水平贫困维度指标上的取值②。具体而言，对于$W^{n,q}$矩阵中任意元素，ω_{ij}表示个体i在贫困维度j上的取值，且有$i = 1, 2, 3, \cdots, n$；$j = 1, 2, 3, \cdots, q$。行向量$\omega_{i\cdot} = (\omega_{i1}, \omega_{i2}, \omega_{i3}, \cdots, \omega_{iq})$表示个体$i$在$q$个维度指标上各自的取值，列向量$\omega_{\cdot j} = (\omega_{1j}, \omega_{2j}, \omega_{3j}, \cdots, \omega_{nj})^T$表示贫困维度$j$在$n$个样本上的不同取值。

（2）从单一维度到多维贫困识别。设定b_j（$b_j>0$）用于判定在维度j发生贫困的临界值③。贫困维度矩阵$W^{n,q}$可以对应定义剥夺矩阵$G^{n,q}$，其中剥夺矩阵$G^{n,q}$的典型元素为g_{ij}，g_{ij}代表个体i在j贫困维度上是否处于贫困状态。对于$W^{n,q}$矩阵中的任意元素ω_{ij}，当$\omega_{ij}<b_j$时，$g_{ij}=1$；当$\omega_{ij}>b_j$时，$g_{ij}=0$。例如，ω_{ij}代表样本中个体i的第j维为受访者的教育，而判定教育维度（其中家庭成人教育指标）临界值为接受过小学教育，即受教育

---

① 将社区数据匹配到其他年份的过程中，也潜在假定实证评估年份中，社区或村的基本特征保持不变；在后续实证回归结果报告中，是否完全控制社区层面的特征并不完全影响最终的回归结果。

② 多维贫困的测算，先选定维度，如教育、健康、资产、生活水平等，每个维度一般会有几个特定指标，如教育维度下包括成年人教育和儿童教育两个指标。在叙述中，q个维度实际上是指维度下面的具体指标。

③ 临界值也可以理解为阈值，如贫困线（如家庭收入的特定贫困标准），另外一些情况为有或无（如医疗保险、用于家庭生活的基础设施、自来水、排水系统等），或者特定指标的判定值（如身体功能指标ADL/IADL）。

年限为6年,那么b_j=6。如果受访者实际教育年限ω_{ij}为4,此时$\omega_{ij}<b_j$,则g_{ij}=1,判定在教育维度上是贫困状态。如果受访者实际教育年限ω_{ij}为8,此时$\omega_{ij}>b_j$,则g_{ij}=0,判定在教育维度上没有处于贫困状态。剥夺矩阵$G^{n,q}$是元素仅为0和1的矩阵,定义行向量$g_{i.}$=(g_{i1},g_{i2},g_{i3},…,g_{iq}),表示个体i在q个维度指标上的剥夺情况,$e_i=|g_{i.}|$为第i个样本剥夺的总维度数。

引入多维贫困界定,设定k=1,2,3,…,q。当$e_i \geq k$时,ρ_k($\omega_{i.}$;b)=1;当$e_i<k$时,ρ_k($\omega_{i.}$;b)=0。具体是指,当个体i被剥夺总维度数e_i小于k时,个体i多维贫困状态ρ_k被定义为处于多维贫困;否则,个体i多维贫困状态ρ_k被定义为处于非贫困。假定k的取值为5,那么个体i的q个维度中至少有5个维度指标处于贫困状态,那么个体i被判定为发生了多维贫困;如果个体i的q个维度中处于贫困状态的数量少于5,那么个体i没有发生多维贫困。在后续的实证研究中多维贫困的维数设定为3,在稳健性检验中采用维数2和4。

(3)贫困人口数量加总计算。在上述步骤识别个体的多维贫困状态之后,就可以对全部样本进行多维贫困人口的加总计算,得出处于多维贫困的人口数量。在不考虑任何权重的情况下,按照人数加总计算得出多维贫困发生率为$H=p/n$,其中n为样本总数量,p为在b_j判定标准下多维贫困个体总数(同时存在k个维度贫困的个体数量)。这其实是FGT贫困测算方法。为了简明起见,评估社会资本对多维贫困的影响,采用上述等权重方法,没有考虑其他复杂加权的情况。

AF方法更为关注健康、教育、生活水平,多维贫困本质上反映了家庭现实社会权力被剥夺的处境。结合我国多维贫困的特殊情况和评估目标,在设定多维贫困维度时,引入了社会保障维度。各维度和指标体系具体见表6.2.1。

表6.2.1 多维贫困4个维度14个指标的设置与界定

维度	指标	权重	剥夺的临界值
健康	身体功能	1/8	① 受访者或配偶有 ADL/IADL 任一方面的问题,则为1;否则为0
	子女死亡情况	1/8	② 子女死亡情况,如果有,则为1;否则为0

续表

维度	指标	权重	剥夺的临界值
教育	受访者教育水平	1/8	① 受访者或配偶没上过小学，则为1；否则为0
	子女教育水平	1/8	② 6~15岁的子女没有在上学或16岁以上的子女没有完成初中，则为1；否则为0
生活水平	住房	1/24	① 住房不是钢筋混凝土、砖木和混合结构，则为1；否则为0
	电	1/24	② 没有通电，则为1；否则为0
	自来水	1/24	③ 没有自来水，则为1；否则为0
	做饭燃料	1/24	④ 用秸秆、柴火做燃料，则为1；否则为0
	冲水厕所	1/24	⑤ 没有冲水厕所，则为1；否则为0
	资产	1/24	⑥ 没有电动自行车、摩托车、电视机、电话、电冰箱或冰柜，则为1；否则为0
社会保障	医疗保险	1/16	① 受访者或配偶没有参加医疗保险，则为1；否则为0
	养老金	1/16	② 受访者或配偶没有养老保险或养老金，则为1；否则为0
	灾难性卫生支出	1/16	③ 家庭医疗费用支出超出家庭可支付能力（家庭消费支出扣除家庭食品支出）的比例超过40%，则为1；否则为0
	贫困且无保障	1/16	④ 收入处于官方贫困线以下，但是没有被认定为官方社会救助对象（低保户、建档立卡户、五保户和特困户），则为1；否则为0

注：日常生活活动（activities of daily living，ADL），包括穿衣、洗澡、吃饭、起床、如厕、控制大小便六个项目。如果受访者及其配偶有一人在ADL中表现困难，那么健康维度上身体功能的值为1。工具性日常生活活动（instrumental activities of daily living，IADL），包括家务、做饭、购物、管理钱物、吃药五个项目。如果受访者及其配偶有一人在IADL中需要辅助，那么健康维度上身体功能为1。CHARLS数据仅在2018年公布了家庭是否为建档立卡户的信息，根据家庭建档立卡的时间，匹配前面三期的CHARLS数据。

健康变量包括自评健康、抑郁、认知能力。

（1）自评健康。设定受访者健康状况是一般及以上为1，否则为0。

(2) 抑郁测量（CES-D10）。结合中国情境下抑郁量表 CES-D10 的使用，设定本研究使用的指标。根据与受访者近期情绪、心情、感受及未来预期有关的 10 道问题，如"我因一些小事而烦恼"，分别进行赋值加总。计分方式：① 很少或者根本没有（<1 天），计为 0 分；② 不太多（1~2 天），计为 1 分；③ 有时或者有一半时间（3~4 天），计为 2 分；④ 大多数时间（5~7 天），计为 3 分。另外，对于两道反映积极的题目进行反向计分，所有分值加总后取对数。

(3) 认知能力（MMSE）。具体指标设定包括：由访问员询问受访者当日年月日、星期、季节，自评记忆，词汇记忆与回忆，数字计算和绘图，共计 30 题，每正确回答一题得 1 分，所有分值加总后取对数。

医疗负担和医疗服务利用，包括灾难性卫生支出和因病致贫，以及体检、门诊治疗、住院治疗。

(1) 医疗负担。具体包括灾难性卫生支出，家庭人均医疗费用支出超过家庭可支付能力的 40% 为 1，否则为 0。因医疗费用陷入贫困，即在扣减家庭人均医疗费用支出之前，家庭人均收入在贫困线之上；在扣减家庭人均医疗费用支出之后，家庭人均收入跌至贫困线以下，设定值为 1，否则为 0。

(2) 医疗服务利用。具体包括体检、门诊治疗、住院治疗三个变量，如果其中有医疗服务行为，设定值为 1，否则为 0。

2. 关键解释变量

(1) 结型社会资本与桥型社会资本。结型社会资本表示社会经济地位、阶层差别不大的群体往来形成的社会资本，更为注重内缘；桥型社会资本表示社会经济地位、阶层差别较大的群体往来形成的社会资本，更为强调外缘。以家庭成员及亲友之间的经济往来代表结型社会资本，亲戚和朋友更可能处于同一水平的社会经济地位和社会阶层，通过彼此的经济往来形成互相保险的机制。以社区设施与质量代表浅层的桥型社会资本，一方面，邻里之间通过社区形成共同生活的圈层，彼此分享信息，交换资源，形成脱离亲缘关系的社会交往，这样就会接触不同社会经济地位、不同阶层的人群；另一方面，所在社区的同质性，可能带来的信息和资源相对有限。以社会活动与社会支持代表深层的桥型社会资本，通过志向、兴趣、爱好寻找到有共同语言和价值观的社会交往对象，往往有更高层次的信息分享和资源互换。

(2) 家庭亲友经济往来变量。有时家庭遇到困难，会得到来自亲友的经济支持；当亲友遇到困难时，家庭会提供经济资助。因此，家庭与亲戚朋友经济往来实际上是可及的互助保险机制。进一步，对有血缘关系家族成员与没有血缘关系朋友的经济往来进行区分，具体变量设定如下：

① 家庭亲友经济往来。家庭与父母、岳父母、孩子、孙子女、兄弟姐妹、亲戚朋友之间经济往来，彼此之间提供的经济支持加总（对数）。

② 家庭亲戚经济往来。家庭与父母、岳父母、孩子、孙子女、兄弟姐妹等亲戚之间经济往来，彼此之间提供的经济支持加总（对数）。

③ 家庭朋友经济往来。家庭从朋友之间经济往来，彼此之间提供的经济支持加总（对数）。

（3）社区设施与质量。家庭所居住的社区或村落是社会资源的重要载体，邻里之间的信息分享与沟通，实现不同优势信息的扩散机制。因此，社区基础设施质量与数量，以及互帮互助形成的融洽氛围，都深刻影响家庭搜寻、匹配和撬动社会资源，以克服所遭遇诸多困难的能力，尤其如重大疾病治疗产生的高额医疗费用支出，使家庭临近贫困的边缘。社区基础设施质量与数量代表了浅层的桥型社会资本，代表社区设施与质量的变量设定如下：

① 社区基础设施。家庭所在社区（村）机构或活动场所的加总（对数）[①]。

② 童年时居住的社区质量。在 CHARLS 2014 年生命历程调查中，有关童年时期居住的社区质量问卷模块包含 4 个问题：D1 当时住的地方晚上独自出门安全吗？是非常安全、比较安全、不太安全，还是完全不安全？D2 当时住的地方，邻里之间愿意互相帮忙吗？是非常愿意、比较愿意、不太愿意，还是完全不愿意？D3 当时住的地方邻里关系融洽吗？是非常融洽、比较融洽、不太融洽，还是完全不融洽？D4 当时住的地方附近干净整洁吗？是非常干净整洁、比较干净整洁、不太干净整洁，还是完全不干净不整洁？对四个问题的回答进行赋分，以 D1 为例，非常安全赋值为 2 分，比较安全赋值为 1 分，不太安全和完全不安全赋值为 0 分，所有分值加总后衡量受访者童年时居住的社区质量（对数）。

③ 童年时居住的社区融洽程度。依据童年时居住的社区质量变量的

[①] 2011 年社区问卷中相关提问："你们村/社区有下列机构或者活动场所吗？"选项包括：篮球场、游泳池、露天健身器材、乒乓球桌、棋牌活动室、画协会、舞蹈队或者其他锻炼队、协助老弱病残的组织、就业服务中心、老年活动中心、老年协会、养老院、其他娱乐设施。

设定，如果 D3 和 D4 取值大于 1，即至少是愿意提供帮助或相处融洽。

（4）社会活动与社会支持。个体参与社会活动，促进社会交往，实现信息分享和资源互换，为家庭获取更重要的社会资源。在个体关键成长期，来自家庭和外部的指导与支持，对于个人成长具有重要的推动作用。长期来看，这将进一步深刻影响个人对家庭提供经济社会资源的能力，更是一种重要的深层桥型社会资本，具体变量设定如下：

① 社会活动。CHARLS 问卷中健康状况和功能模块问题："您过去一个月是否进行了下列社交活动？（可多选）"。活动选项包括：串门、跟朋友交往；打麻将、下棋、打牌、去社区活动室；无偿向与您不住在一起的亲人、朋友或者邻居提供帮助；去公园或者其他场所跳舞、健身、练气功等；参加社团组织活动；参加志愿者活动或者慈善活动；无偿照顾与您不住在一起的病人或残疾人；上学或者参加培训课程；炒股；上网；其他社交活动。受访者每参加一项活动，记 1 分，社会活动变量即将所有分数加总（对数）。

② 年轻时得到的指导和支持。CHARLS 2014 生命历程调查问卷相关提问："在您年轻的时候，有没有人给您钱，对您之后的工作（如做生意等）提供支持？""在您年轻的时候，有没有人给您出过主意，对您之后的工作（如做生意等）有很大的帮助？""在您年轻的时候，有没有人在如何处理婚姻家庭关系方面给您有益的指导？"三个问题中至少有一项得到帮助，则为 1，否则为 0。

③ 年轻时得到的指导和支持来自家庭。如果年轻时得到的指导和支持来自家庭，则为 1，否则为 0。

④ 年轻时得到的指导和支持来自家庭之外。如果年轻时得到的指导和支持来自家庭之外，则为 1，否则为 0。

3. 控制变量

在个体和家庭层面，控制年龄、性别、婚姻状况、教育程度、中共党员身份、少数民族、家庭规模和家庭收入相关变量。在社区（村）层面，控制是否接通下水道系统、社区（村）沥青路特征。在宏观层面，控制城市人均国内生产总值和省级财政医疗卫生支出，分别代表城市层面的经济发展水平，以及省份对医疗卫生领域的财政投入程度。控制变量定义见表 6.2.2。

表 6.2.2　控制变量定义

变量	定义
年龄	数据调查当年受访者的年龄
性别	1 代表女性，0 代表男性
婚姻	已婚或同居为 1，否则为 0
教育	受教育年限
中共党员身份	1 表示属于中共党员，否则为 0
少数民族	1 表示少数民族，否则为 0
家庭规模	一个家庭中共同生活的人数
家庭收入（对数）	家庭总收入取对数
社区（村）沥青路	1 表示社区（村）修建了沥青路，否则为 0
社区（村）下水道系统	1 表示社区（村）修建了下水道系统，否则为 0
城市人均 GDP（对数）	城市人均 GDP 取对数
省级财政医疗卫生支出	全省层面地方公共财政医疗卫生支出取对数

基准回归的描述性统计见表 6.2.3。不同类型社会资本变量所报告的样本量是其在基准回归中使用的样本量。自评健康、抑郁、认知能力、体检、门诊、住院、灾难性卫生支出、因病致贫，这些变量报告的样本量是在中介效应、影响机制分析中作为被解释变量的样本量。

表 6.2.3　描述性统计

	变量	样本量	均值	标准差	最小值	中位数	最大值
被解释变量	多维贫困	42 270	0.652	0.476	0	1	1
关键解释变量	家庭亲友经济往来	42 270	7.868	2.448	0	8.343	15.240
	家庭亲戚经济往来	41 572	7.493	2.610	0	8.028	15.241
	家庭朋友经济往来	36 420	3.909	3.880	0	5.011	13.911

续表

	变量	样本量	均值	标准差	最小值	中位数	最大值
关键解释变量	社区基础设施	46 732	0.725	0.824	0	0.693	2.639
	童年时居住的社区质量	42 433	1.488	0.434	0	1.609	2.079
	童年时居住的社区互助融洽	43 040	0.945	0.228	0	1	1
	社会活动	46 067	0.161	0.350	0	0	2.079
	年轻时得到指导和支持	43 040	0.235	0.424	0	0	1
	年轻时得到指导和支持（家庭）	43 040	0.171	0.377	0	0	1
	年轻时得到指导和支持（外部）	43 040	0.103	0.304	0	0	1
被解释变量（健康变量、中介效应模型）	自评健康	41 412	0.713	0.452	0	1	1
	抑郁（CES-D10）	44 135	1.517	0.984	0	1.609	3.258
	认知能力（MMSE）	46 049	1.889	0.869	0	2.197	3.258
被解释变量（影响机制分析）	灾难性卫生支出	40 768	0.279	0.449	0	0	1
	因病致贫	43 040	0.464	0.499	0	0	1
	体检	46 695	0.523	0.499	0	1	1
	门诊	45 978	0.195	0.396	0	0	1
	住院	42 244	0.131	0.338	0	0	1
控制变量	年龄	42 270	60.420	9.916	35	60	98
	性别	42 270	0.523	0.499	0	1	1
	婚姻	42 270	0.871	0.335	0	1	1
	教育	42 270	4.999	3.314	1.5	3	18.500
	中共党员身份	42 270	0.069	0.254	0	0	1
	少数民族	42 270	0.065	0.246	0	0	1
	家庭规模	42 270	2.900	1.557	1	2	16

续表

	变量	样本量	均值	标准差	最小值	中位数	最大值
控制变量	家庭收入（对数）	42 270	8.612	2.717	0	9.280	15.490
	社区（村）沥青路	42 270	0.610	0.488	0	1	1
	社区（村）下水道系统	42 270	0.183	0.387	0	0	1
	城市人均GDP（对数）	42 270	10.540	0.589	8.842	10.520	12.200
	省级财政医疗支出	42 270	479.300	238.900	47.440	441.700	1 408.000

三、实证结果分析

（一）基准回归结果

基准回归结果见表6.2.4和表6.2.5。家庭亲友经济往来降低了多维贫困发生率（0.65%），进一步对其中来自亲戚与朋友的部分进行细分，结果发现家庭亲戚之间的经济往来相比于家庭朋友之间的经济往来更能降低多维贫困发生率（0.49%、0.43%），但总体差别不大。社区基础设施作为邻里之间分享信息的重要渠道，能够显著降低多维贫困发生率（6.13%），童年社区质量能够显著降低家庭多维贫困的发生率（2.76%），其中体现社区质量的童年社区互助融洽程度发挥的作用更显著，可以降低家庭多维贫困发生率（5.1%）。个体、家庭、社区、宏观层面的变量特征表现与理论预期一致的关系。随着年龄增加，女性更容易陷入多维贫困；婚姻特征并不完全显著；受教育程度和家庭收入的提升，代表家庭能够获取更多经济福利资源，能够显著降低多维贫困的发生。中共党员身份、少数民族、家庭规模并不完全显著。更好的社区状况，更多市级和省级财政投入可以有效降低多维贫困的发生。

第六章 社会资本的治理效果评估

表 6.2.4 基准回归（一）

变量	多维贫困（1）	多维贫困（2）	多维贫困（3）	多维贫困（4）	多维贫困（5）	多维贫困（6）
家庭亲友经济往来	-0.006 5***	—	—	—	—	—
	(0.001 1)	—	—	—	—	—
家庭亲戚经济往来	—	-0.004 9***	—	—	—	—
	—	(0.001 0)	—	—	—	—
家庭朋友经济往来	—	—	-0.004 3***	—	—	—
	—	—	(0.000 8)	—	—	—
社区基础设施	—	—	—	-0.061 3***	—	—
	—	—	—	(0.003 6)	—	—
童年社区质量	—	—	—	—	-0.027 6***	—
	—	—	—	—	(0.005 7)	—
童年社区互助融洽	—	—	—	—	—	-0.051 0***
	—	—	—	—	—	(0.010 0)
年龄	0.007 7***	0.007 8***	0.007 9***	0.007 5***	0.007 4***	—
	(0.000 3)	(0.000 3)	(0.000 3)	(0.000 3)	(0.000 3)	—
性别	0.014 9***	0.014 6***	0.013 1**	0.017 3***	0.020 1***	0.007 3
	(0.005 1)	(0.005 2)	(0.006 2)	(0.004 6)	(0.005 1)	(0.005 1)

续表

变量	多维贫困（1）	多维贫困（2）	多维贫困（3）	多维贫困（4）	多维贫困（5）	多维贫困（6）
婚姻	0.007 9	0.010 0	-0.003 1	0.004 7	0.003 6	-0.052 7***
	(0.007 5)	(0.007 6)	(0.008 6)	(0.006 8)	(0.007 6)	(0.007 1)
教育	-0.067 6***	-0.067 8***	-0.068 4***	-0.067 0***	-0.066 8***	-0.073 3***
	(0.000 9)	(0.000 9)	(0.001 1)	(0.000 8)	(0.000 9)	(0.000 8)
中共党员身份	-0.005 0	-0.007 1	-0.003 8	-0.015 2	-0.013 7	0.020 7**
	(0.010 7)	(0.010 8)	(0.012 5)	(0.009 7)	(0.010 6)	(0.010 4)
少数民族	0.003 8	0.000 9	0.002 7	-0.002 9	0.007 8	0.002 7
	(0.010 5)	(0.010 6)	(0.012 0)	(0.009 5)	(0.010 4)	(0.010 3)
家庭规模	-0.001 5	-0.001 3	0.001 3	-0.002 0	-0.001 1	-0.004 2**
	(0.001 8)	(0.001 8)	(0.002 1)	(0.001 6)	(0.001 8)	(0.001 8)
家庭收入（对数）	-0.025 1***	-0.024 9***	-0.025 7***	-0.024 1***	-0.025 7***	-0.026 4***
	(0.001 0)	(0.001 0)	(0.001 2)	(0.000 9)	(0.001 0)	(0.001 0)
社区（村）沥青路	-0.066 2***	-0.065 6***	-0.073 2***	-0.031 2***	-0.066 2***	-0.059 8***
	(0.005 8)	(0.005 8)	(0.006 8)	(0.005 6)	(0.005 7)	(0.005 7)
社区（村）下水道系统	-0.132 9***	-0.133 6***	-0.115 4***	-0.104 1***	-0.139 7***	-0.141 7***
	(0.007 1)	(0.007 3)	(0.008 1)	(0.006 9)	(0.007 3)	(0.007 3)

续表

变量	多维贫困（1）	多维贫困（2）	多维贫困（3）	多维贫困（4）	多维贫困（5）	多维贫困（6）
城市人均GDP（对数）	-0.033 6***	-0.032 9***	-0.030 1***	-0.007 8	-0.032 7***	-0.036 1***
	(0.005 1)	(0.005 1)	(0.006 0)	(0.004 8)	(0.005 1)	(0.005 0)
省级财政医疗支出	-0.000 2***	-0.000 2***	-0.000 2***	-0.000 2***	-0.000 2***	-0.000 2***
	(0.000 02)	(0.000 02)	(0.000 02)	(0.000 01)	(0.000 02)	(0.000 02)
样本量	42 270	41 572	36 420	46 732	42 433	43 040
R^2	0.402 9	0.402 1	0.402 6	0.404 1	0.390 1	0.372 3

注：括号内为标准误差。统计显著性如下：***表示$p<0.01$；**表示$p<0.05$；*表示$p<0.1$。所有估计结果都对个人和年份固定效应进行控制。

广泛参与社会活动，有更多的社会交往，可以进一步降低多维贫困发生率（5.64%）。如果年轻时得到指导和支持，可以降低多维贫困发生率（1.75%），这也体现了社会交往的际遇。进一步细分结果发现，如果年轻时得到的指导和支持来自家庭外部，能够起到降低未来发生多维贫困的情况（1.6%）。

表6.2.5 基准回归（二）

变量	多维贫困（1）	多维贫困（2）	多维贫困（3）	多维贫困（4）
社会活动	-0.0564***	—	—	—
	(0.0073)	—	—	—
年轻时得到指导和支持	—	-0.0175***	—	—
	—	(0.0061)	—	—
年轻时得到指导和支持(家庭)	—	—	-0.0111	—
	—	—	(0.0068)	—
年轻时得到指导和支持(外部)	—	—	—	-0.0160*
	—	—	—	(0.0086)
年龄	0.0072***	—	—	—
	(0.0003)	—	—	—
性别	0.0167***	0.0066	0.0071	0.0066
	(0.0047)	(0.0051)	(0.0051)	(0.0051)
婚姻	0.0058	-0.0546***	-0.0547***	-0.0548***
	(0.0069)	(0.0071)	(0.0071)	(0.0071)
教育	-0.0665***	-0.0734***	-0.0735***	-0.0735***
	(0.0008)	(0.0008)	(0.0008)	(0.0008)
中共党员身份	-0.0052	0.0212**	0.0207**	0.0213**
	(0.0099)	(0.0104)	(0.0104)	(0.0104)
少数民族	0.0077	0.0027	0.0024	0.0019
	(0.0096)	(0.0103)	(0.0103)	(0.0103)
家庭规模	-0.0023	-0.0041**	-0.004**	-0.0041**
	(0.0017)	(0.0018)	(0.0018)	(0.0018)

续表

变量	多维贫困（1）	多维贫困（2）	多维贫困（3）	多维贫困（4）
家庭收入（对数）	-0.0249***	-0.0264***	-0.0264***	-0.0264***
	(0.0009)	(0.0010)	(0.0010)	(0.0010)
社区（村）沥青路	-0.0662***	-0.0603***	-0.0602***	-0.0604***
	(0.0053)	(0.0057)	(0.0057)	(0.0057)
社区（村）下水道系统	-0.1360***	-0.1413***	-0.1412***	-0.1412***
	(0.0067)	(0.0073)	(0.0073)	(0.0073)
城市人均GDP（对数）	-0.0346***	-0.0361***	-0.0363***	-0.0362***
	(0.0047)	(0.0050)	(0.0051)	(0.0051)
省级财政医疗支出	-0.0002***	-0.0002***	-0.0002***	-0.0002***
	(0.00001)	(0.00002)	(0.00002)	(0.00002)
样本量	46067	43040	43040	43040
R^2	0.3987	0.3720	0.3718	0.3718

注：括号内为标准误差。统计显著性如下：＊＊＊表示$p<0.01$；＊＊表示$p<0.05$；＊表示$p<0.1$。所有估计结果都对个人和年份固定效应进行控制。

（二）异质性分析

在异质性分析中，分别对个体特征（年龄、性别）、家庭支出特征（家庭消费支出、家庭医疗支出）分组，异质性分析的估计结果见表6.2.6至表6.2.8。

家庭亲友经济往来更好地照顾高龄老年人（1.04%、0.42%），对男性作用效果略大于女性（0.88%、0.53%），对家庭消费较高的群体也更高（0.75%、0.51%）。相比于医疗支出较高的情况，家庭亲友经济往来对医疗支出低的分组效果更高（8.6%、6.8%）。

表6.2.6 异质性分析（一）

变量	多维贫困 年龄>60（1）	多维贫困 年龄≤60（2）	多维贫困 男性（3）	多维贫困 女性（4）
家庭亲友经济往来	-0.0104***	-0.0042**	-0.0088***	-0.0053***
	(0.0020)	(0.0019)	(0.0021)	(0.0018)
控制变量	Y	Y	Y	Y
样本量	19881	22389	20145	22125
R^2	0.2966	0.3841	0.4012	0.4014

续表

变量	多维贫困消费支出高（5）	多维贫困消费支出低（6）	多维贫困医疗支出高（7）	多维贫困医疗支出低（8）
家庭亲友经济往来	-0.007 5***	-0.005 1***	-0.006 8***	-0.008 6***
	(0.002 1)	(0.001 7)	(0.001 7)	(0.002 2)
控制变量	Y	Y	Y	Y
样本量	19 441	22 829	23 804	18 466
R^2	0.391 4	0.371 0	0.381 3	0.435 7

表 6.2.7 异质性分析（二）

变量	多维贫困年龄>60（9）	多维贫困年龄≤60（10）	多维贫困男性（11）	多维贫困女性（12）
社区基础设施	-0.044 9***	-0.065 5***	-0.043 9***	-0.069 5***
	(0.006 5)	(0.006 3)	(0.007 1)	(0.006 1)
控制变量	Y	Y	Y	Y
样本量	21 443	25 289	22 464	24 268
R^2	0.306 7	0.386 0	0.406 0	0.403 8

变量	多维贫困消费支出高（13）	多维贫困消费支出低（14）	多维贫困医疗支出高（15）	多维贫困医疗支出低（16）
社区基础设施	-0.072 4***	-0.042 7***	-0.056 1***	-0.056 6***
	(0.007 2)	(0.005 9)	(0.005 8)	(0.007 4)
控制变量	Y	Y	Y	Y
样本量	21 396	25 336	26 471	20 261
R^2	0.395 3	0.372 7	0.378 2	0.441 0

第六章 社会资本的治理效果评估

表 6.2.8 异质性分析（三）

变量	多维贫困年龄>60（17）	多维贫困年龄≤60（18）	多维贫困男性（19）	多维贫困女性（20）
社会活动	−0.064 9***	−0.041 8***	−0.059 4***	−0.058 0***
	(0.016 8)	(0.011 4)	(0.013 4)	(0.013 0)
控制变量	Y	Y	Y	Y
样本量	21 247	24 820	22 217	23 850
R^2	0.300 2	0.381 3	0.405 9	0.394 3
变量	多维贫困消费支出高（21）	多维贫困消费支出低（22）	多维贫困医疗支出高（23）	多维贫困医疗支出低（24）
社会活动	−0.044 7***	−0.052 5***	−0.067 7***	−0.021 7
	(0.013 0)	(0.013 6)	(0.012 1)	(0.014 7)
控制变量	Y	Y	Y	Y
样本量	21 115	24 952	26 064	20 003
R^2	0.386 8	0.367 8	0.376 4	0.432 5

注：括号内为标准误差。统计显著性如下：＊＊＊表示 $p<0.01$；＊＊表示 $p<0.05$；＊表示 $p<0.1$。所有估计结果都对个人和年份固定效应进行控制。

社区基础设施对低龄老人更有利（6.55%、4.49%），对女性更有利（6.95%、4.39%），也更有利于家庭消费较高的群体（7.24%、4.27%），医疗支出分组差别不大（5.66%、5.61%）。这说明社区基础设施代表的社会资本，与家庭亲友经济往来代表的社会资本在异质性分析结果中作用并不完全相同。

社会活动更有利于高龄老人（6.49%、4.18%），也可以帮助家庭成员降低多维贫困，性别间差别不大（5.94%、5.80%）。社会活动表现出对弱势群体更好的赋能特征，更能够帮助消费支出低的家庭（5.25%、4.47%）、医疗支出较高（6.77%、2.17%）的弱势群体家庭降低多维贫困。

（三）影响机制分析

中介效应分析的估计结果见表 6.2.9。家庭亲友之间的经济往来可以有效提升自评健康（0.6%），从而间接降低多维贫困发生率（0.07%），间接效应占总效应的比例为 11.09%[①]。社区基础设施代表的社会资本可以有效降低抑郁发生率（4.15%），从而间接降低多维贫困发生率（0.22%），间接效应占总效应的比例为 3.62%。社会活动可以提升认知能力（27.35%），从而降低多维贫困发生率（0.45%），间接效应占总效应的比例为 7.72%。

  影响机制分析的估计结果见表 6.2.10。社会资本可以降低因医疗费用陷入贫困的概率。回归结果表明，年轻时得到指导和支持可以有效降低未来发生灾难性卫生支出和因病致贫的可能性（1.3%、1.76%）。社会资本也可以促进家庭成员的医疗服务利用，社区基础设施可以增加体检概率（0.95%），社会活动可以增加门诊治疗率（3.68%），亲友经济往来可帮助家庭增加住院医疗服务的概率（0.41%）。

---

① 间接效应为 $\eta_1 \times \kappa_2$，间接效应占总效应的比例为 $\dfrac{\eta_1 \times \kappa_2}{\eta_1 \times \kappa_2 + \kappa_1} \times 100\%$。

表 6.2.9 中介效应分析

变量	自评健康（1）	多维贫困（2）	抑郁（3）	多维贫困（4）	认知（5）	多维贫困（6）
家庭亲友经济往来	0.006 0***	-0.005 9***	—	—	—	—
	(0.001 3)	(0.001 1)	—	—	—	—
自评健康	—	-0.122 7***	—	—	—	—
	—	(0.005 6)	—	—	—	—
社区基础设施	—	—	-0.041 5***	-0.058 1***	—	—
	—	—	(0.009 8)	(0.003 7)	—	—
抑郁	—	—	—	0.052 6***	—	—
	—	—	—	(0.002 5)	—	—
社会活动	—	—	—	—	0.273 5***	-0.053 6***
	—	—	—	—	(0.013 3)	(0.007 3)
认知	—	—	—	—	—	-0.016 4***
	—	—	—	—	—	(0.003 0)
年龄	—	0.007 0***	—	0.007 6***	—	0.006 8***
	—	(0.000 3)	—	(0.000 3)	—	(0.000 3)
性别	-0.022 0***	0.011 7**	0.151 6***	0.008 9*	0.017 2*	0.016 6***
	(0.006 3)	(0.005 2)	(0.012 7)	(0.004 9)	(0.010 1)	(0.004 7)

续表

变量	自评健康（1）	多维贫困（2）	抑郁（3）	多维贫困（4）	认知（5）	多维贫困（6）
婚姻	0.038 8***	0.007 1	−0.209 1***	0.016 3**	0.278 6***	0.007 5
	(0.010 1)	(0.007 6)	(0.019 6)	(0.007 2)	(0.016 2)	(0.006 9)
教育	0.014 1***	−0.066 8***	−0.021 7***	−0.066 4***	0.089 3***	−0.065 3***
	(0.001 0)	(0.000 9)	(0.002 0)	(0.000 8)	(0.001 6)	(0.000 9)
中共党员身份	−0.000 8	−0.003 8	−0.132 3***	−0.007 1	−0.030 4*	−0.003 8
	(0.011 9)	(0.010 8)	(0.024 6)	(0.010 1)	(0.018 5)	(0.009 9)
少数民族	−0.001 3	0.004 5	0.017 5	−0.002 1	0.029 0	0.007 3
	(0.013 3)	(0.010 4)	(0.025 8)	(0.009 8)	(0.021 2)	(0.009 6)
家庭规模	0.004 1*	−0.001 5	0.000 0	−0.002 0	0.010 1***	−0.002 3
	(0.002 2)	(0.001 8)	(0.004 4)	(0.001 7)	(0.003 5)	(0.001 7)
家庭收入（对数）	0.007 8***	−0.024 3***	−0.009 5***	−0.024 7***	0.019 5***	−0.024 7***
	(0.001 2)	(0.001 0)	(0.002 5)	(0.000 9)	(0.001 9)	(0.000 9)
社区（村）沥青路	0.018 1**	−0.063 0***	−0.030 6**	−0.028 6***	−0.020 0*	−0.066 2***
	(0.007 1)	(0.005 8)	(0.015 1)	(0.005 9)	(0.011 0)	(0.005 3)
社区（村）下水道系统	0.047 2***	−0.129 5***	−0.041 2**	−0.100 5***	0.057 4***	−0.134 9***
	(0.008 2)	(0.007 2)	(0.018 2)	(0.007 3)	(0.013 7)	(0.006 7)

续表

变量	自评健康（1）	多维贫困（2）	抑郁（3）	多维贫困（4）	认知（5）	多维贫困（6）
城市人均GDP（对数）	0.041 4***	-0.029 1***	-0.150 1***	-0.003 4	0.036 9***	-0.033 9***
	(0.006 1)	(0.005 1)	(0.013 0)	(0.005 0)	(0.009 7)	(0.004 7)
省级财政医疗支出	0.000 1***	-0.000 2***	-0.000 3***	-0.000 2***	-0.000 2***	-0.000 2***
	(0.000 02)	(0.000 02)	(0.000 04)	(0.000 02)	(0.000 03)	(0.000 01)
样本量	41 412	41 412	44 135	44 135	46 049	46 049
R^2	0.033 5	0.417 0	0.061 6	0.416 8	0.200 9	0.399 7

注：括号内为标准误差。统计显著性如下：*** 表示 $p<0.01$；** 表示 $p<0.05$；* 表示 $p<0.1$。所有估计结果都对个人和年份固定效应进行控制。

表 6.2.10　影响机制分析

变量	灾难性卫生支出（1）	因病致贫（2）	体检（3）	门诊（4）	住院（5）
年轻时得到指导和支持	-0.013 0*	-0.017 6***	—	—	—
	(0.007 2)	(0.006 3)	—	—	—
社区基础设施	—	—	0.009 5**	—	—
	—	—	(0.004 2)	—	—
社会活动	—	—	—	0.036 8***	—
	—	—	—	(0.007 7)	—
家庭亲友经济往来	—	—	—	—	0.004 1***
	—	—	—	—	(0.000 9)
年龄	0.008 9***	0.007 2***	0.006 7***	0.000 7**	0.003 6***
	(0.000 4)	(0.000 3)	(0.000 3)	(0.000 3)	(0.000 3)
性别	0.006 5	0.008 0	0.020 6***	0.026 1***	0.004 7
	(0.006 3)	(0.005 5)	(0.005 5)	(0.005 1)	(0.004 7)
婚姻	0.093 8***	0.072 9***	0.009 2	-0.014 9*	-0.017 7**
	(0.010 3)	(0.008 9)	(0.008 8)	(0.008 1)	(0.007 8)
教育	-0.005 2***	-0.002 5***	0.005 1***	-0.002 2***	-0.001 4*
	(0.001 0)	(0.000 9)	(0.000 9)	(0.000 8)	(0.000 8)
中共党员身份	-0.013 6	-0.004 6	0.070 7***	0.006 1	0.013 0
	(0.012 3)	(0.010 7)	(0.011 1)	(0.010 1)	(0.009 5)
少数民族	-0.011 0	-0.019 3*	-0.019 0*	-0.026 0**	0.003 1
	(0.012 4)	(0.011 3)	(0.011 0)	(0.010 2)	(0.009 5)
家庭规模	-0.029 3***	0.014 8***	-0.007 8***	0.005 1***	-0.001 2
	(0.002 1)	(0.001 9)	(0.001 9)	(0.001 8)	(0.001 6)
家庭收入（对数）	-0.011 0***	-0.104 9***	0.009 6***	0.001 3	-0.001 1
	(0.001 2)	(0.001 0)	(0.001 0)	(0.001 0)	(0.000 9)
社区（村）沥青路	-0.033 4***	-0.019 7***	-0.002 4	0.001 4	0.007 6
	(0.007 0)	(0.006 0)	(0.006 5)	(0.005 7)	(0.005 2)

续表

变量	灾难性卫生支出（1）	因病致贫（2）	体检（3）	门诊（4）	住院（5）
社区（村）下水道系统	-0.0200**	-0.0342***	0.0467***	-0.0113	0.0078
	(0.0085)	(0.0073)	(0.0080)	(0.0070)	(0.0063)
城市人均GDP（对数）	0.0067	-0.0338***	0.0443***	-0.0258***	-0.0099**
	(0.0060)	(0.0053)	(0.0056)	(0.0050)	(0.0045)
省级财政医疗支出	-0.0001***	-0.0000	0.0001***	0.0001***	-0.0000**
	(0.00002)	(0.00002)	(0.00002)	(0.00002)	(0.00001)
样本量	40 768	43 040	46 695	45 978	42 244
R^2	0.0635	0.3691	0.3126	0.0116	0.0221

注：括号内为标准误差。统计显著性如下：＊＊＊表示$p<0.01$；＊＊表示$p<0.05$；＊表示$p<0.1$。所有估计结果都对个人和年份固定效应进行控制。

（四）稳健性检验

在基准回归中，多维贫困的维数设定为3。通过改变维数对基准回归结果进行稳健性检验，表6.2.11分别给出被解释变量维数为2和4的回归结果。结果表明，家庭亲友经济往来、社区基础设施、社会活动可以降低多维贫困的发生率为0.69%、5.28%、6.55%（0.53%、6.91%、7.42%）。这与基准回归结果保持一致，稳健性检验通过。

表 6.2.11 稳健性检验

变量	多维贫困 2 (1)	多维贫困 2 (2)	多维贫困 2 (3)	多维贫困 4 (4)	多维贫困 4 (5)	多维贫困 4 (6)
家庭亲友经济往来	-0.006 9***	—	—	-0.005 3***	—	—
	(0.000 9)			(0.001 2)		
社区基础设施	—	-0.052 8***	—	—	-0.069 1***	—
		(0.003 1)			(0.003 9)	
社会活动	—	—	-0.065 5***	—	—	-0.074 2***
			(0.006 8)			(0.007 5)
年龄	0.004 4***	—	—	0.009 8***	—	—
	(0.000 2)			(0.000 3)		
性别	0.013 2***	0.009 6**	0.009 6***	0.019 8***	0.002 6	0.003 2
	(0.004 5)	(0.004 1)	(0.004 2)	(0.005 5)	(0.005 1)	(0.005 2)
婚姻	0.017 8***	-0.023 4***	-0.019 9***	0.003 4	-0.081 6***	-0.075 6***
	(0.006 1)	(0.005 3)	(0.005 4)	(0.008 6)	(0.007 6)	(0.007 8)
教育	-0.043 1***	-0.045 8***	-0.045 0***	-0.064 0***	-0.073 0***	-0.071 8***
	(0.000 8)	(0.000 7)	(0.000 7)	(0.000 9)	(0.000 8)	(0.000 8)
中共党员身份	-0.012 9	0.002 6	0.006 0	-0.017 3	0.017 8*	0.027 2***
	(0.009 8)	(0.008 8)	(0.009 0)	(0.011 1)	(0.010 1)	(0.010 3)

续表

变量	多维贫困2（1）	多维贫困2（2）	多维贫困2（3）	多维贫困4（4）	多维贫困4（5）	多维贫困4（6）
少数民族	0.010 4	−0.003 9	0.003 2	0.012 4	−0.001 4	0.014 0
	(0.008 3)	(0.007 5)	(0.007 6)	(0.011 5)	(0.010 5)	(0.010 7)
家庭规模	−0.000 2	−0.002 1	−0.002 5*	−0.005 7***	−0.010 5***	−0.011 0***
	(0.001 6)	(0.001 4)	(0.001 4)	(0.002 0)	(0.001 8)	(0.001 8)
家庭收入（对数）	−0.019 4***	−0.019 3***	−0.019 6***	−0.028 2***	−0.028 7***	−0.028 9***
	(0.000 9)	(0.000 8)	(0.000 8)	(0.001 1)	(0.001 0)	(0.001 0)
社区（村）沥青路	−0.058 5***	−0.026 7***	−0.056 4***	−0.070 0***	−0.025 5***	−0.064 3***
	(0.004 8)	(0.004 6)	(0.004 4)	(0.006 1)	(0.006 2)	(0.005 8)
社区（村）下水道系统	−0.134 2***	−0.110 2***	−0.138 3***	−0.110 9***	−0.078 8***	−0.117 6***
	(0.006 7)	(0.006 6)	(0.006 3)	(0.007 4)	(0.007 3)	(0.007 1)
城市人均GDP（对数）	−0.022 1***	−0.006 5	−0.027 0***	−0.040 8***	−0.014 0***	−0.044 2***
	(0.004 3)	(0.004 1)	(0.004 0)	(0.005 4)	(0.005 3)	(0.005 2)
省级财政医疗支出	−0.000 2***	−0.000 2***	−0.000 2***	−0.000 2***	−0.000 2***	−0.000 2***
	(0.000 01)	(0.000 01)	(0.000 01)	(0.000 02)	(0.000 02)	(0.000 02)
样本量	42 270	46 732	46 067	42 270	46 732	46 067
R^2	0.301 4	0.294 1	0.290 3	0.376 0	0.354 8	0.348 2

注：括号内为标准误差。统计显著性如下：***表示$p<0.01$；**表示$p<0.05$；*表示$p<0.1$。所有估计结果都对个人和年份固定效应进行控制。

四、结论与政策建议

（一）结论

1. 社会资本能够显著降低多维贫困，桥型社会资本比结型社会资本的作用更大

一是家庭亲戚和朋友更有可能处于同一水平的社会经济地位和社会阶层，彼此之间联系更为紧密，代表结型社会资本，家庭亲友经济往来降低了贫困脆弱性（0.65%），家庭亲戚与朋友的经济往来降低贫困脆弱性的作用差别并不大（0.49%、0.43%）。二是社区是邻里之间分享信息、交换资源的重要载体，脱离亲缘的社会交往可以接触到不同社会经济地位、不同阶层的社交对象，带来不同的信息和资源，体现为一种浅层的桥型社会资本。社区基础设施能够显著降低多维贫困（6.13%），童年社区质量能够显著降低家庭多维贫困的发生率（2.76%），童年社区互助融洽程度的作用更强（5.1%）。三是通过广泛参与社会活动，因共同的爱好、志向进行的社会交往，会接触到不同社会经济地位、社会阶层的社交对象，也能够进一步带来更高层次的信息分享和资源交换（代表深层的桥型社会资本）。社会交往可以降低多维贫困发生率（5.64%），年轻时得到指导和支持也可以降低多维贫困发生率（1.75%），这种指导作用更多是来自家庭外部。

2. 相比结型社会资本，桥型社会资本对弱势群体能起到更强的缓解多维贫困的作用

异质性分析结果表明，尽管家庭亲友经济往来更好地照顾高龄老人（1.04%、0.42%），但对男性（0.88%、0.53%）、消费支出高的群体（0.75%、0.51%）、医疗支出低的家庭（8.6%、6.8%）缓解多维贫困的效果更好。社区基础设施对低龄老人更有利（6.55%、4.49%），对女性更有利（6.95%、4.39%），也同样更有利于家庭消费较高的群体（7.24%、4.27%），医疗支出分组差别不大（5.66%、5.61%）。社会活动更有利于高龄老人（6.49%、4.18%），性别间差别不大（5.94%、5.80%），更能够帮助消费支出低的家庭（5.25%、4.47%）、医疗支出较高（6.77%、2.17%）的弱势群体家庭降低多维贫困。因此，社会活动代表深层桥型社会资本，进一步表现出对弱势群体更强的赋能特征。

3. 社会资本可以通过改善健康水平间接缓解多维贫困，桥型社会资本比结型社会资本的间接效果更强；社会资本也可以进一步缓解灾难性卫生支出、因病致贫，促进医疗服务利用

一是家庭亲友之间的经济往来可以改善自评健康水平（0.6%），间接缓解多维贫困（0.07%）。社区基础设施能有效降低抑郁（4.15%），改善心理健康，间接缓解多维贫困（0.22%）。社会活动可以提升认知能力（27.35%），间接缓解多维贫困（0.45%）。二是年轻时得到指导和支持可以进一步避免陷入灾难性卫生支出（1.3%）、因病致贫（1.76%），会让个体更加注重自身的发展，这不仅体现在身体健康投入方面，更体现在自身的财务安排上，因而存在潜在降低因病致贫的可能。三是完善社区基础设施可以促进居民增加体检（0.95%）。目前很多社区承载居民的社会生活诸多功能，社区医疗卫生机构承担社区居民初级诊疗，更多体检也都是在社区完成，而且分享体检信息可以促进居民之间的沟通交流，增加社会交往也会改善心理郁结，促进心理健康。四是社会活动促进门诊治疗（3.68%）。在社会活动过程中彼此会分享就医体验、不同医疗机构的专业性、政府便利惠民就医政策，降低个体和家庭成员患病后搜寻匹配就医方案的信息成本。五是家庭亲友经济往来可以促进住院治疗（0.41%）。家庭与亲友之间的经济交往，形成了互相保险的经济资源转移机制。在亲缘关系下，当一方出现陷入大病导致的潜在经济风险，其他方就会予以经济资助，助力其渡过经济难关，未来亦可以得到来自亲友的帮助。

（二）政策建议

1. 加强社会救助政策与医疗保障政策的衔接，培育贫困弱势家庭的社会资本

从社会保障的理论视角来看，医疗保障对因病致贫家庭提供正式制度的保障，社会资本的培育对因病致贫家庭提供非正式制度的保护。通过上述实证分析发现，桥型社会资本比结型社会资本对贫困弱势群体摆脱贫困更为重要，即对于贫困弱势群体，打破原有圈层，获取外部的信息和资源，更能助力其脱贫脱困，但其中政策思路应当是让惠民利民的诸多政策举措主动接近贫困弱势群体，从而实现其社会资本的充分培育。因此，治理因病致贫的政策安排，更应该注重医疗保障政策与社会救助政策的有效衔接，不仅需要重视医疗保障政策保障力度的提升优化，更要助推社会政策关注贫困弱势群体的链接功能，即将全面有力救助保障政策体系供给的信息资源赋能贫困弱势群体，实现社会资本的培育，最终助力其脱贫脱困。

2. 完善社区服务设施，助推社区健康公共服务、惠民便民服务优化发展

社区作为邻里社会交往的重要载体，其服务设施是居民社会交往的重要场所，社区的公共服务质量、互助和谐融洽程度对居民规避因病致贫风险具有深远的影响。不断完善城乡社区综合服务设施，实现社区基础设施的合理化改造，助推社区提供更好的健康公共服务、惠民便民服务，发挥其在健康体检、健康知识传播、健康意识教育、公共卫生防护、医疗保障与社会救助政策宣传等方面的重要作用。通过社区提供可及的健康体检服务，改善有病不医的情况，结合健康知识宣讲和健康意识培养，改变健康观念，减少不健康风险行为，降低患病事故出险率，改善社区居民健康绩效。同时，实现医疗卫生经济绩效优化，节约潜在的医保医疗资源，规避事前和事后道德风险。

3. 推动社区基层服务力量发展，加强引入专业的社会工作和志愿服务，重视对因病致贫家庭的早期干预，实现社会资本对因病致贫家庭的赋权增能

关键信息，如特定疾病对症诊疗方案所对应的医疗机构和医务人员，以及重要资源，如国家和地方对特定人群、病种实施医保报销、医疗救助政策，社区对困难弱势群体的社会救助政策，社会企业慈善力量等，都是客观存在并不断完善和优化的，但核心问题是如何将这些信息、资源与难以被国家保障政策覆盖的贫困弱势群体链接。这些群体因身处社会底层、失能受困，往往处于被排斥的状态。因此，需推动社区基层的服务力量发展壮大，引入专业的社会工作和志愿服务，通过入户探视探访和智慧化信息管理系统辅助措施，强化对被政策遗漏的贫困弱势群体的精准识别，让社会工作者和志愿者成为这些群体的社会资本的一部分，从而实现社会资本的赋权增能。同时，重视对因病致贫家庭的早期干预，促进疾病及时诊治，以期尽快恢复健康人力资本，助力脱贫脱困。注重社会工作服务和志愿服务的供给方式，制订有针对性的服务方案。例如，未成年的糖尿病和白血病患者的健康知识普及和心理干预的服务，重大疾病诊疗费用的基本医疗保险、大病保险、医疗救助、补充商业保险的申请流程协助，大病后转慢性病恢复的用药费用报销补贴申请流程协助，老年重大疾病恢复后的助老服务，大病医疗费用支出负担沉重家庭与社会慈善企业结对帮扶等，这些都需要专业社会工作者和志愿者的有效介入。

第七章

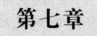

总体结论与对策建议

第一节 总体结论

一、因病致贫比例逐步趋稳，卫生总费用结构持续优化

（一）整体因病致贫比例先升后降

根据国家卫生服务调查报告数据，疾病或损伤导致家庭贫困的比例如下：1998 年为 15.19%（城市 4.44%、农村 21.61%）、2003 年为 30%（城市 25.00%、农村 33.40%）、2008 年为 34.50%（城市 28.40%、农村 37.80%）。农村因病致贫的比例要高于城市。前十年间因病致贫的比例绝对增加了 19.31%（1998—2008 年）。

根据 CFPS 数据测算，以家庭医疗费用支出导致家庭跌入贫困线为标准，2010 年因病致贫发生率为 9.29%（城市 7.03%、农村 11.43%）；2016 年后显著下降，合计为 7.19%（城市 5.52%、农村 9.64%）；2020 年因病致贫发生率已下降到 4.85%（城市 3.93%、农村 6.58%）。后十年间因病致贫比例绝对下降了 4.44%（2010—2020 年）。

灾难性卫生支出的测算结果显示，2010 年灾难性卫生支出发生率为 28.95%（城市 25.85%、农村 31.89%）；2016 年后显著下降，合计为 15.40%（城市 13.58%、农村 18.07%）；随后略有反弹，2020 年灾难性卫生支出发生率合计为 20.76%（城市 19.26%、农村 23.77%）。

（二）贫困人口因病致贫比例逐步趋稳

从国家对贫困人口建档立卡的数据来看，截至 2013 年，因病致贫、因病返贫的贫困户有 1 256 万户，占建档立卡贫困户总数的 42.4%。在 2015 年这一比例已经上升至 44.1%。2016 年，因病致贫的比例为 42.3%。2017 年，全国未脱贫的建档立卡贫困户共 965 万户，其中因病致贫、因病返贫困户共 411 万户，占比为 42.6%。直至 2022 年，这一比例稳定在 40%。

（三）个人现金卫生支出占卫生总费用结构持续优化

2003 年，政府卫生支出为 1 116.94 亿元，占 GDP 的比例为 0.81%。随着政府持续加大卫生领域的投入，2022 年，政府卫生支出提升至 24 040.89 亿元，约占 GDP 的比例为 2%。近 10 年来，我国个人现金卫生支出占卫生总费用的比例呈现不断下降趋势，从 2006 年的 49.31% 下降到 2015 年的 29.27%，完成了 2012 年实现 30% 以下水平的政策目标，2022 年进一步达到 26.89%。尽管离世界卫生组织的参考标准仍有一定的差距，即当一个国家的患者直接自付现金支出占卫生总费用的比例在 15% 以下，家庭灾难性卫生支出发生率和因病致贫发生率才可以达到忽略不计的水平，但我国通过不断加强政府投入的力度，个人卫生支出占卫生总费用的比例不断朝着 15%~20% 的目标靠近。

（四）城乡医疗经济负担稳步收敛

以人均医疗保健支出占人均消费性支出的比例来衡量城乡居民医疗经济负担，数据显示：2003 年城镇居民医疗经济负担为 7.35%，高于农村居民的 5.85%。2009 年城乡该比例均约为 7%，第一次出现城乡居民医疗经济负担收敛的特征。但此后近十年来城乡间差距开始逐步拉大，随后保持相对平稳，农村居民医疗经济负担始终高于城镇居民，在 2013—2020 年间相差约为 2.5%，最高为 2013 年的 2.78%，最低为 2021 年的 1.61%。2020 年以后，农村居民医疗经济负担开始迅速下降，城镇居民医疗经济负担保持平稳，再次呈现城乡收敛的特征。2022 年，城镇居民和农村居民医疗经济负担分别为 8.16%、9.81%。

二、因病致贫深度仍然较重，有病不医状况整体逐步改善

（一）城乡因病致贫深度整体上仍然较重

灾难性卫生支出的密度，即已经发生灾难性卫生支出的家庭医疗经济负担超过临界的情况，2010 年合计为 24.23%（城市 22.06%、农村 25.78%），随后存在下降趋势，但整体下降幅度较小；2020 年合计为 20.12%（城市 18.84%、农村 21.63%）。因病致贫的密度，即已发生因病致贫的家庭平均跌入贫困线的程度，城乡合计、城市、农村 2016 年前三期均值分别为 1 000.24、1 190.67、851.99，2016 年后三期均值分别为 1 622.15、2 066.17、1 201.06。针对极端情况，即医疗自付费用支出挤占

全部家庭收入的情况，因病致贫的密度对应城乡合计、城市、农村前三期均值分别为 4 743.86、5 816.46、4 130.37，2016 年后三期均值分别为 9 354.58、13 024.91、7 092.73。从绝对值角度来看，城市因病致贫深度普遍要高于农村；从相对值角度来看，进一步将数据与对应的贫困标准做比较，城市家庭在被医疗自付费用挤占全部家庭收入后，仍需支付的金额约为城市贫困线的 1.5 倍，农村家庭在被医疗自付费用挤占全部家庭收入后，仍需支付的金额约为农村贫困线的 2.4 倍。因此，整体上城乡因病致贫的深度依然较重。

（二）有病不医整体逐步改善

根据国家卫生服务调查报告的数据，1998 年因经济困难未就诊比例合计为 35.8%（城市 32.3%、农村 36%），2003 年有所上升，随后逐年下降，2013 年合计为 7.6%（城市 7.7%、农村 7.4%）。1998 年后因经济困难未住院比例开始逐步上升，2013 年显著下降，合计为 43.0%（城市 41.4%、农村 45.2%）。

根据 CHARL 数据测算，在有就医需求而未寻求诊疗的人群样本中，2011 年因经济困难未就诊比例为 17.39%，随后逐年下降，2018 年为 12.8%。2011 年因经济困难未住院比例为 60.67%，随后逐年下降，2018 年为 49.96%。

三、低收入群体保障待遇"悬崖效应"有待缓解

（一）年度门诊用药报销额度有限

在入户走访调研大病、慢性病家庭的过程中发现，低保边缘户家庭糖尿病患病青少年（案例二）年度胰岛素医保报销额度仅支持到前 8 个月用药，后续自付费用造成家庭较大经济负担，其父亲在经济发达地区务工，且为家庭唯一经济来源，暂时不能认定为低保户。

（二）急诊急救年度费用报销有待完善

上述糖尿病患病青少年有过病症急性加重的急诊救护经历，胃癌患者和脑梗老年患者（案例三）有过多次急诊急救的经历，但急诊费用没有报销，费用支出也相对较高，对患病家庭造成较大经济负担。

（三）大病后转慢性病门诊治疗养护用药需求仍需政策关照

白血病患儿（案例四）的营养费用较高，社区对困境儿童实施救助，但家庭经济负担较重。肠癌患病老年人（案例五）在重大疾病治疗后，转为慢性病治疗康复的过程中，有持续用药需求和营养费用需求，其中康复

性用药包含中药和西药，暂未进入医保目录，村委会虽提供了照顾政策，但是医药支出费用依然影响基本生活。

（四）多成员同时患有重病、大病的家庭有待医保、救助政策重点关注

父亲患胃癌，家中二胎是白血病患儿（案例六），双重大病冲击下，家庭选择卖房治病，身体每况愈下也导致该家庭从收入尚可直接陷入低收入处境。经过与当地社区工作人员的访谈了解，认为低保户、低保边缘户可以得到政策照顾，但低收入家庭陷入因病致贫处境的可能性更大且更严重，期望未来政策能够照顾到低收入家庭。

四、城乡居民医保发挥基本的主体保障功能

（一）一制多档缓解短期贫困，一制一档缓解长期贫困的作用更强

城乡医保整合缓解绝对贫困，显著降低农村居民的贫困发生率（7.3%）。一制一档和一制多档均能充分有效地降低农村居民的贫困发生率（5.14%、8.13%），一制多档的实际政策效果略强。城乡医保整合缓解相对贫困，可以有效降低农村居民因病致贫的发生率（3.54%），一制一档、一制多档分别降低0.72%、6.45%，但一制一档的结果并不显著。城乡医保整合可以显著降低不同临界值的灾难性卫生支出发生率（4.82%、5.5%、4.64%、2.5%，对应临界值5%、10%、20%、30%）。在过渡期间采用多档制，最低档缴费相对较低，政策整合初期在一定程度上巩固了低收入农村居民医保可及性，在政策实施以后统筹层次提升，也扩大了农村居民就医属地范围，农村居民比原来能享受到更完善、更高质量的医疗服务。短期来看，一制多档表现出的减贫效果略强。

城乡医保整合缓解长期贫困，显著降低了农村居民的贫困脆弱性（6.32%），一制一档和一制多档均有显著的政策效果，分别为6.27%、3.25%。一制一档的政策效果比一制多档的政策效果更强，前者是后者的近两倍。一制一档的政策安排中实施全面统一的医疗保险制度政策，医保公平可以充分释放农村居民的医疗需求，城乡医保整合政策促进了医疗服务的可及性，可以及时修复农村居民的健康人力资本，降低未来一段时期的贫困概率。一制多档通过为农村居民提供多种方案来稳定医疗保险的覆盖面，防止中低收入农村居民退出医疗保险体系。但医保制度的多方案政策安排只是实现综合统一政策的过渡方案，仍不能完全促进医保公平，统一深度融合的一制一档整合政策安排可以更好地达到减少长期贫困的效果。

第七章 总体结论与对策建议

（二）改善基本医疗保险的益贫性，增强医保扶贫效果的受益均等性，但政策仍存在改善空间

城乡医保整合缓解绝对贫困，对患有慢性病群体的减贫作用更大（8.67%、7.09%），城乡医保整合对不同家庭支出群体均有显著的减贫作用，并没有显著的异质性（7.58%、7.38%），但对中低医疗费用支出群体有更大的减贫作用（9.73%、6.89%）。

城乡医保整合可以显著缓解高龄老人支出型相对贫困且作用更大（5.53%、3.5%），能更有效地降低中低消费家庭的灾难性卫生支出（7.29%），对高消费家庭分组的结果并不显著。

城乡医保整合缓解长期贫困，不仅可以有效降低健康水平更差的群体的贫困脆弱性（7.84%、6.07%），还可以降低低消费家庭分组的贫困脆弱性（8.6%），对高消费家庭影响较小（1.95%）且不显著，对低医疗支出分组的效果略优于高医疗支出的分组（7.64%、5.29%）。城乡医保整合可以降低家庭医疗费用支出，对低消费家庭分组的效果更显著（50.19%、41.48%）。城乡医保整合对农村弱势群体有着显著的政策效果。一方面，弱势群体家庭（低消费支出、高医疗支出）抵御经济风险的能力较弱，稍有医疗费用支出，就会导致家庭陷入贫困处境。另一方面，基本医疗保险的定位依然是保基本，促进医保公平增强了贫困弱势群体的医疗服务可及性。所以，评估结果表明，医保整合政策能够显著降低医疗费用支出，对低消费家庭分组的效果更优。但城乡医保整合对低医疗支出分组缓解贫困脆弱性的效果更强，而对高医疗支出分组的政策效果较弱。

五、健康扶贫实现了重点干预的政策保障目标

（一）健康扶贫缓解长期贫困、健康衰减，促进医疗服务利用，降低自付医疗费用支出，取得政策收益

健康扶贫降低农村贫困居民的贫困脆弱性（3.3%），延缓健康衰减（1.84%），促进住院和自我治疗的医疗服务利用（9.34%、4.1%）。尽管健康扶贫对门诊医疗服务的效果并不显著，但显著降低了门诊医疗费用支出，不仅包括上个月及上个月最后一次门诊的总费用支出（49.89%、58.93%），还包括对应的自付费用支出（73.99%、72.28%）。结合CHARLS数据结构，健康扶贫降低了过去一年最后一次住院自付费用（89.93%），充分释放了农村贫困人口因重大疾病对医疗服务的潜在需求，而且进一步通过促进体检（6.45%）和住院医疗服务利用（9.34%），间

接缓解农村贫困人口贫困脆弱性（0.13%、0.31%）。

（二）健康扶贫没有引起事前和事后的道德风险，即没有引起理论层面的政策成本，满足农村贫困人口的医疗服务需求，改善有病不医的境况

健康扶贫在医保医疗等方面推出了一系列惠民便民的就医政策举措，促进农村贫困人口门诊、住院、体检的医疗服务利用。农村贫困人口也是非常脆弱的弱势群体，家庭稍有医疗费用支出，就会导致贫困加深，但释放原本没有诊治的医疗服务需求更为重要，即要改变"大病拖、小病扛"的局面。面对更为利民惠民的健康扶贫政策，农村贫困人口会主动选择就医，健康扶贫的实施使农村贫困家庭医疗支出增加了21.36%，其原因在于诊疗过程起付线和共付费用，同时也挤占了家庭可支付能力（16.87%），增加了灾难性卫生支出的发生率（12.59%）。这表明，健康扶贫的实施让贫困家庭满足原本被压抑的医疗服务需求，而不是引发需方的事后道德风险。健康扶贫并没有显著增加吸烟行为，但在一定程度上减少了饮酒行为（2.76%），这是由于健康扶贫释放了医疗服务需求，诊疗就医过程中医生要求减少饮酒等不健康行为。而且体检的增加（6.45%）也进一步表明农村贫困人口对健康改善的预期增加。因此，健康扶贫也没有引发事前的道德风险。从理论角度将事前和事后的道德风险视为健康扶贫的隐性政策成本。实证评估表明，健康扶贫的实施并未产生严重的潜在政策成本。

六、社会资本起到赋权增能的保护作用

（一）桥型社会资本更能够缓解强调因病致贫的多维贫困，对弱势群体表现出更强的赋能特征

家庭亲友经济往来代表结型社会资本，降低了多维贫困发生率（0.65%）。家庭亲戚之间的经济往来相比于家庭朋友之间的经济往来更能降低贫困脆弱性（0.49%、0.43%），但总体差别不大。家庭亲友经济往来能更好地照顾高龄老人（1.04%），对男性（0.88%）、消费支出高的群体（0.75%）、医疗支出低的群体（8.6%）缓解多维贫困的效果更好。

社区基础设施和质量代表浅层的桥型社会资本。社区基础设施能够显著降低多维贫困发生率（6.13%），童年社区质量能够显著降低家庭多维贫困发生率（2.76%），童年社区互助融洽程度的作用更大（5.1%）。社区基础设施对低龄老人（6.55%、4.49%）、女性（6.95%、4.39%）、家庭消费较高的群体（7.24%、4.27%）更有利，医疗支出分组差别不大（5.61%、5.66%）。

社会活动代表深层的桥型社会资本。社会交往可以降低多维贫困发生率（5.64%），年轻时得到指导和支持可以降低多维贫困发生率（1.75%），这种指导作用多来自家庭外部。社会活动更有利于高龄老人（6.49%、4.18%），性别间差别不大（5.94%、5.80%），更能够帮助消费支出低的家庭（5.25%、4.47%）、医疗支出较高（6.77%、2.17%）的弱势群体家庭降低多维贫困。因此，社会活动代表深层的桥型社会资本，进一步表现出对弱势群体更强的赋能特征。

（二）社会资本通过改善健康，缓解多维贫困，促进医疗服务利用

家庭亲友经济往来可以有效提升自评健康（0.6%），间接降低多维贫困发生率（0.07%），也可以促进住院治疗（0.41%）；社区基础设施代表的社会资本可以有效降低抑郁发生率（4.15%），从而间接降低多维贫困发生率（0.22%），也可以促进居民体检（0.95%）；社会活动可以提升认知能力（27.35%），从而降低多维贫困发生率（0.45%），也可以促进门诊治疗（3.68%）。年轻时得到指导和支持可以进一步避免陷入灾难性卫生支出（1.3%）、因病致贫（1.76%）。

（三）社区五社联动赋能大病重病家庭链接社会慈善资源，民政智慧救助助力因病致贫家庭链接社会救助政策

五社联动，即通过社区、社会工作者、社会组织、社会志愿者、社会慈善资源联动整合集成，形成落地实施的社会关爱服务体系。借助社区对困难家庭现实保障救助诉求的了解与掌握，以项目方式整合多方资源，在实际的政策实践中，尤其是将社会慈善资源链接因病致贫、因病返贫的家庭，赋能并助力困难家庭脱贫脱困，构建在正式医疗保障体系基础上的社会保护机制。

智慧救助就是通过民政部门联通医保、人社、民政、卫健、住建、总工会等多部门，实现信息共享，打造智慧大救助管理服务平台，实现对特殊困难群众社会救助业务的线上办理，建立电子档案，将散落于多部门的数据和救助资源一体化整合。智慧大救助管理服务平台与医保费用系统对接，实现对潜在因病致贫家庭的智能研判，并与网格管理结合，通过入户走访实现精准识别、主动发现，进一步将医疗救助对象和医保参保人员纳入医疗费用监测体系，将大额医疗支出预警数据推送至相关救助部门，实现主动救助帮扶。困难群众也可以通过对应的政务系统和智慧救助管理系统，主动申请社会救助。这些举措可以整合多重保障和救助资源，缓解困难群众待遇的"悬崖效应"。

第二节 对策建议

一、依托基层社区，借助数字技术，助推困难家庭精准识别与主动救助

（一）主动发现推动精准识别

治理因病致贫返贫的关键是识别贫困人口。迫切需要借助基层社区工作人员的力量，发挥基层社区组织主体救助职责，结合社会化社区网格管理工作经验及本地信息网络渠道，引入专业社会工作者、志愿服务团队，协助入户探视走访工作，重点关注已发生和可能发生因病致贫返贫的困难居民家庭，探索创新适应新时期工作的建档立卡机制，联通中央、省、市、县、乡镇、行政村六级政府的决策部门，结合智慧数字技术健康数据信息平台建设，汇集医保、民政、残联、医疗卫生等多部门数据，通过大数据平台政策预判系统，整合困难群众的基础人口统计信息、就诊医疗记录信息、家庭成员信息，建立因病致贫、因病返贫的电子档案，实现大病救治、慢性病服务、重病兜底的档案回溯管理。

（二）主动救助实现及时响应

对接当地卫生院和村委会相关工作人员，尤其是对经过基本医疗保险、大病保险等支付后的个人自付费用过高、就医出现困难的家庭，应精简优化工作流程，加强多部门的协调统筹工作机制，实现信息共享核对与分析研判，推动多部门间合作与联动，建立联席会议工作方案，通过智能系统研判预警机制，完善因病致贫返贫家庭的主动发现机制，实现精准识别与及时响应救助的政策目标。确定因医疗费用高额支出导致家庭致贫返贫的分类救助措施，在低保对象按规定予以救助的基础上，也要着重关注由因病致贫返贫导致的相对贫困，充分利用数字信息新技术，借助智慧救助等智能终端技术，助力解决因病致贫返贫导致的支出型贫困问题。

（三）重视全生命周期的健康干预

全面精准治理因病致贫，更应从全生命周期实现全方位的有效健康干预，减少事前的道德风险，实现良好的健康绩效，避免医疗医保资源过度浪费，从而将有限的医疗医保政策资源赋予真正陷入因病致贫的家庭，促进政策制度安排合理均等、多方保障救助资源的有效配置。重视贫困家庭孕产妇、婴幼儿健康促进行动，推进农村孕产妇健康生育孕检和"两癌"筛查，积极预防出生缺陷，加强儿童健康干预与发展服务，完善婴幼儿照

护和残疾儿童康复救助制度，对困境儿童实现全面的医疗保障和费用减免。通过社会工作、志愿服务关注患病儿童心理和精神健康，实现健康人力资本早期恢复，提升未来融入社会的自我发展能力。培养中小学生健康习惯，预防近视、肥胖。推动有效职业健康防护，完善职业病防治体系。促进老年人健康服务，结合助老服务，普及用药安排、健康体检、心理和精神健康、健康膳食等健康知识，完善居家、社区、机构养老政策，实现医养结合、康养结合，推动长期护理保险制度的落地实施。

二、推动城乡医保深度融合，加强三重保障衔接，完善多层次医疗保障体系

（一）推动城乡医保深度融合，提升基本医保的益贫性

实证评估结果表明，在政策制度整合过渡期，城乡医保整合能够显著降低支出型相对贫困、绝对贫困，短期内，一制多档相比于一制一档缓解因病致贫的效果更强，但一制一档对长期贫困的效果更强。尽管城乡医保整合政策实施的过渡期间，一制多档有利于维持医保参保率和基金的稳定运行，但并未改变基本医疗保险制度城乡分割的政策事实；一制一档从根本上促进医保制度的公平性，对于弱势群体形成稳定医疗保障的长期政策预期，更具有长期减贫意义。因此，应坚定不移地推进城乡医保整合，从政策统一整合走向制度深度融合，充分发挥医保扶贫的政策效应，这是治理因病致贫的重要政策选择。

（二）加强三重保障有效衔接，构建多层次医疗保障制度体系

国家颁布的《关于深化医疗保障制度改革的意见》（2020年）和《关于健全重特大疾病医疗保险和救助制度的意见》（2021年）提出，强化基本医疗保险、大病保险与医疗救助三重保障功能，鼓励社会慈善捐赠，统筹调动慈善医疗救助力量，支持医疗互助有序发展，促进三重制度综合保障与慈善救助、商业健康保险等协同发展、有效衔接，构建政府主导、多方参与的多层次医疗保障体系。

2014年，国家颁布《社会救助暂行办法》，将低保户和特困供养人群纳入医疗救助范围。2016年，正式实施的健康扶贫工程进一步扩大农村贫困人口医疗救助范围，提升医疗救助强度。实证评估表明，城乡居民基本保险起到医保扶贫的政策效果，健康扶贫起到缓解长期贫困的效果。对待这两个实证评估结论，保持严谨的态度，仍需直面一个重要的政策事实，即统计显著性通过，但经济显著性有限。这有两个重要的潜在原因：

一是基本医疗保险、大病保险、医疗救助政策衔接依然存在一定阻滞，需要进一步优化设计政策，提升三重保障制度效果；二是有真实就医需求的贫困边缘人口，由于个体失能、信息缺失、社会排斥等诸多原因，无法与三重保障政策链接，无法得到充分的政策照顾与社会保护。因此，应促进基本医疗保险、大病保险、医疗救助的有效衔接，理顺政策衔接阻塞点，实现三重保障"保基本、保大病、托底线"。已有专家学者探讨大病保险回归基本医疗保险的政策安排，与此同时，积极引导惠民保、互助医疗保险、商业健康保险、补充医疗保险、社会慈善救助等多方协同治理因病致贫，构建完善的多层次医疗保障制度体系。

三、加强贫困人口的有效健康覆盖，缓解贫困边缘群体的"悬崖效应"

（一）促进基本医疗保险对中低收入农村居民的可及性

中低收入家庭不仅包括绝对贫困标准下的困难家庭，还包括因医疗费用过高造成的支出型贫困家庭。科学合理地设计医保政策，提升中低收入人群的受益水平与健康绩效，改善医保扶贫的政策效果，对中低收入农村居民加入基本医疗保险予以一定的政策倾斜，避免从初步整合到政策制度的深入融合的过程中，由于过高的参保标准将中低收入农村居民排斥在基本医疗保险体系之外。探索利用大数据信息技术、数据库，分类分析特定类型疾病的潜在医疗经济负担，对大病、慢性病、重病分类实施保障，预警家庭可能发生的灾难性卫生支出，强化大病保险减轻重大疾病医疗费用负担的功能，完善夯实医疗救助的保障兜底功能，最大限度惠及困难家庭。在政策范围内提高基本医疗保险的实际报销比例，适当扩大医疗服务和药物报销目录的范围，促进基本医疗服务的可及性，从被动救助到主动预防，实现疾病早发现早治疗，减少有病不医的情况。

（二）重视贫困边缘群体的"悬崖效应"

通过对大病、慢性病家庭的入户访谈和社区工作人员的走访了解，一方面，政策待遇的"悬崖效应"不仅发生在被纳入医疗保险、医疗救助政策照顾的低保贫困家庭与低保边缘家庭之间，还进一步发生在低收入家庭中；另一方面，不仅重病、大病的医疗费用支出引发因病致贫，长期持续的昂贵慢性病门诊治疗也会造成因病致贫。

因此，有效治理因病致贫的公共政策更应关注边缘和低收入群体医疗保障、社会救助待遇的"悬崖效应"。一是完善特定人群、特定重大疾病、慢性病门诊用药治疗统筹报销制度。儿童、青少年糖尿病患者的胰岛素用药费用应当全额纳入年度门诊统筹，白血病患儿后期治疗和恢复费用应当定额纳入年度门诊统筹。二是优化急诊急救费用统筹报销制度。给予儿童、青少年糖尿病患者和白血病患者一年至少一次急诊急救全额或定额报销资助，确保这些重大疾病、慢性病患者在突发健康风险时能得到及时的医疗救治，保障他们在青少年时期稳定病情、康复治愈，助力健康人力资本的修复，帮助他们更好地融入社会生活。三是完善重大疾病后门诊康复治疗费用报销制度。对于与职业病相关的癌症病患（肺癌、胃癌等恶性肿瘤疾病）在放疗、化疗后的康复治疗费用，建立医疗费用定额或差额门诊报销制度。四是将不同脆弱群体纳入政策照顾范围，推动政策待遇"悬崖效应"逐步趋缓。对经济收入认定接近建档立卡贫困标准认定的边缘贫困家庭，因重病、大病医疗费用造成支出型贫困的低收入家庭，强化医疗费用支出预警，无论是建档立卡户、低保户、低保边缘户，还是脆弱低收入群体，都应享有照顾政策，缓解在特定病种（糖尿病、白血病、职业病导致的恶性癌症）、特定治疗场景（急诊急救）政策待遇的"悬崖效应"，直面贫困边缘户夹心层问题。五是重点关注多家庭成员同时患有重病、大病的家庭，加大政策保障的强度。发挥社区主体作用，结合社区入户走访了解家庭困难处境，借助智慧救助平台，实现动态监测与追踪保障管理，同时医疗保障政策联合因医疗费用支出型贫困认定、临时救助等社会救助措施，实现全面社会保护，提升医保政策、社会救助待遇的保障力度，赋能五社联动工作机制，帮助困难家庭对接社会慈善资源，降低困难家庭治病支出负担，缓解生活困难处境，进一步实现三重保障与社会救助协同减贫效应对全体居民的普惠性。

四、完善稳定的健康扶贫财政筹资制度，控制政策实施成本

（一）健康扶贫稳定筹资机制有待建立

贫困人口的专项健康扶贫工程，主要依托基本医疗保险、大病保险、医疗救助三重保障制度，以及其他多种补充形式为贫困人口提供多重医疗资金保障。各方政府在政策实践中还会通过大病保障基金、医院卫生机构费用减免、医保二次报销、政府财政兜底、社会救助财政资金（临时救助、支出型贫困救助等）、重大疾病慈善救助基金等渠道筹资。贫困边缘人口的帮扶政策主要依靠医保体系和民政部门专项社会救助政策基金。城乡居民基本医疗保险覆盖人群规模相对较大，筹资和待遇保障仍处于较低的水平,这些医疗保障政策资金的筹资渠道主要是中央和地方财政,财政支出负担较重。不同地区基金筹资结余情况并不一致,尽管基金整体尚有结余,但部分地区存在赤字风险。贫困地区的医疗服务能力提升依赖财政的持续稳定投入,医疗机构减免大额医疗费用支出也会给机构运行带来困难。目前,健康扶贫缺乏专项的筹资基金,没有形成更高层次的筹资安排,有限的基本医保基金难以长期维持贫困人口的医疗费用。因此,建立稳定可持续的财政筹资机制,转变健康扶贫从短期政策干预为长期政策供给,是建立解决因病致贫返贫长效机制的重要政策选择。

(二)提高政策保障效率,控制政策实施成本

坚持完善三重保障制度,健全多层次医疗保障体系,探索多个政策制度适度整合集中高效保障救助机制的可行方案,提高政策组合的保障效果,加强基本医疗保险的财政规划,适当提高基本医疗保险的筹资水平,争取设立国家和地方专项健康扶贫基金,提升专项基金的使用效率。依托大数据信息平台,以提升困难群众的健康绩效为根本,适度激励医疗机构合理提供医疗服务,严格控制医疗费用支出,节约医疗成本,防止过度医疗。依据治理因病致贫返贫的工作任务量,定向支持提供减免救治任务的医疗卫生机构。理顺各级医疗机构"先诊疗后付费""一站式"结算机制,推动各个地方政策的标准化实施,对接大数据信息平台,整合各个部门的保障救助政策,提高政策落地效率,降低政策实施成本。

五、发挥社会资本赋权增能作用,加强政策保障对贫困人口及时响应

(一)重视医疗保障、社会救助政策与贫困人口之间仍存在隔阂的事实

一方面,我国在治理因病致贫问题上投入了大量的经济、人力资源,如国家和地方政府对特定人群、病种实施医保报销、医疗救助政策,社区对困难弱势群体的社会救助政策,社会企业的慈善力量,等等,而且相关政策制度安排在不断完善优化,其中,健康扶贫在贫困地区的实施力度空前,政府投入了大量的财政经济资源来提升贫困地区农村居民的医保保障力度和医疗卫生机构的服务能力。另一方面,农村贫困人口,尤其是那些没有被认定为贫困户身份的低保边缘户、低收入群体难以获得医疗救助政策信息(信息偏差),缺乏寻找符合自身医疗需求的诊断治疗方案的知识(认知偏差),可能因疾病造成损伤、残疾或没有能力外出就医(失能受

困）。关键问题在于如何将这些惠民利民政策信息、资源与那些无法被国家保障政策覆盖的贫困弱势群体链接。因此，治理因病致贫的政策安排，不仅要注重医疗保障政策与社会救助政策的有效衔接，更要助推社会政策与贫困弱势群体的链接功能，即将全面有力救助保障政策体系供给的信息资源赋能于贫困弱势群体，实现社会资本的培育，最终助力其脱贫脱困。

（二）培育社会资本，助推医保救助政策组合链接农村贫困人口

不断完善城乡社区综合服务设施，实现社区基础设施合理化改造，助推社区提供更好的健康公共服务、惠民便民服务，发挥其在健康体检、健康知识传播、健康意识教育、公共卫生防护、医疗保障与社会救助政策宣传等方面的重要作用。通过社区提供可及的健康体检，改善有病不医的情况，结合健康知识宣讲和健康意识培养，改变健康观念，减少不健康的风险行为，降低患病事故出险率，从而改善社区居民健康绩效。同时，实现医疗卫生经济绩效的提升，节约潜在的医保医疗资源，规避事前和事后道德风险。

推动社区基层的服务力量发展壮大，引入专业的社会工作和志愿服务，通过入户探视探访和智慧化信息管理系统等辅助措施，强化对被政策遗漏的贫困弱势群体的精准识别，建立信息、资源的链接，让社会工作者和志愿者成为这些弱势困难群体的桥型社会资本，从而实现社会资本的赋权增能作用。同时，重视对因病致贫家庭的早期干预，促进疾病的及时诊治，以期尽快恢复健康人力资本，从根本上助力脱贫脱困。注重社会工作服务和志愿服务的供给方式，针对不同类型的因病致贫、因病返贫家庭制订有针对性的服务方案。例如，未成年糖尿病和白血病患者的健康知识普及和心理干预的服务，重大疾病诊疗费用的基本医疗保险、大病保险、医疗救助、补充商业保险的申请流程协助，大病后转慢性病恢复的用药费用报销补贴申请流程协助，老年重大疾病恢复后的助老服务，大病医疗费用支出负担沉重家庭与社会慈善企业结对帮扶等，这些都需要专业社会工作者和志愿者的有力介入，结合社会救助政策提供"物质+服务"的重要支撑。

六、强化贫困地区医疗服务能力，引导社会力量积极参与治理因病致贫

（一）标准化推进贫困地区医疗服务能力规划，利用数字技术推动建设对口帮扶工作机制，完善公共卫生体系建设

优化贫困地区医疗卫生资源配置，完善对口帮扶机制，建设以初级保健为中心的医疗卫生服务体系，制订贫困地区医疗服务能力提升规划，以

标准化建设为导向，持续推进县、乡、村三级医疗卫生机构服务体系建设；理顺管理机制，加大财政投入力度，改善医疗条件，提升服务质量，持续投入医疗基础设施建设。通过互联网医疗与医疗联合体建设完善远程医疗系统，提高对口帮扶效率，促进三级医院与贫困地区医疗机构互联互通，改善远程诊疗服务质量。利用"互联网+健康扶贫"推动贫困地区医疗服务机构智能化、信息化建设，优化贫困人口就医流程。推动新建临床科室建设，启动医学项目试点，结合中医诊疗技术，完善当地医疗人才培训体系，支持贫困地区的医疗卫生人才引进和培养项目。推进地方公共卫生服务网络建设，加大对疾控、妇幼保健等公共卫生机构的支持力度，强化对重大传染病、地方病和慢性病的早期干预与重点防治，调研当地疾病谱和多发疾病现状，提升防治能力。

（二）引导社会力量有序参与因病致贫治理

建立解决因病致贫返贫的长效机制，仅依靠政府的力量是有限的，需要政府积极运用公共政策引导多重社会力量参与治理过程，优化财税优惠配套政策，完善政务服务衔接机制，汇聚专业的社会组织、人力、资金、智库资源，推动全社会行动起来，形成治理的合力，及时向社会公布地方专项健康扶贫政策需求，推进社会组织资源力量精准对接，以政策搭建平台，引导社会大病众筹平台和社会互助保险健康良性发展，与政府举办的中国大病社会救助平台形成互补效应，实现政府保障兜底与社会慈善救助有序衔接，完善社会慈善资金使用公开监管机制，提升社会慈善的扶贫效果。促进优质高效的社会组织参与困难家庭的精准识别与及时响应救助工作，引入专业社会工作资源，消除困难家庭在寻求就医匹配和申请对应救助时的信息障碍，探索适度的转移支付政策，降低困难家庭就诊治疗和康复恢复时期所产生的间接费用负担，设计完善的社会政策方案，重点对因病致贫返贫家庭实施社会资本培育，助力社会资源的有效对接，推动困难家庭的赋权增能，促进家庭能力提升，实现摆脱贫困、防止返贫的政策目标。

参考文献

[1] 朱梦冰,李实. 精准扶贫重在精准识别贫困人口:农村低保政策的瞄准效果分析[J]. 中国社会科学, 2017 (9): 90-112.

[2] 高梦滔,姚洋. 农户收入差距的微观基础:物质资本还是人力资本?[J]. 经济研究, 2006, 41 (12): 71-80.

[3] 程名望, Jin Y II, 盖庆恩, 等. 农村减贫:应该更关注教育还是健康?:基于收入增长和差距缩小双重视角的实证[J]. 经济研究, 2014, 49 (11): 130-144.

[4] 邹薇,方迎风. 健康冲击、"能力"投资与贫困脆弱性:基于中国数据的实证分析[J]. 社会科学研究, 2013 (4): 1-7.

[5] 林闽钢. 在精准扶贫中构建"因病致贫返贫"治理体系[J]. 中国医疗保险, 2016 (2): 20-22.

[6] 周钦,刘国恩. 健康冲击:现行医疗保险制度究竟发挥了什么作用?[J]. 经济评论, 2014 (6): 78-90.

[7] 黄枫,甘犁. 过度需求还是有效需求?:城镇老人健康与医疗保险的实证分析[J]. 经济研究, 2010, 45 (6): 105-119.

[8] 潘杰,雷晓燕,刘国恩. 医疗保险促进健康吗?:基于中国城镇居民基本医疗保险的实证分析[J]. 经济研究, 2013, 48 (4): 130-142.

[9] Lei X Y, Lin W C. The new cooperative medical scheme in rural China: Does more coverage mean more service and better health? [J]. Health Economics, 2009, 18 (S2): S25-S46.

[10] 李华,俞卫. 政府卫生支出对中国农村居民健康的影响[J]. 中国社会科学, 2013 (10): 41-60.

[11] 马超,宋泽,顾海. 医保统筹对医疗服务公平利用的政策效果研究[J]. 中国人口科学, 2016 (1): 108-117.

[12] 周广肃,樊纲,申广军. 收入差距、社会资本与健康水平:基于中国家庭追踪调查(CFPS)的实证分析[J]. 管理世界, 2014 (7): 12-21.

[13] 李华. 国际社会保障动态：健康贫困治理行动与效果［M］. 上海：上海人民出版社，2019.

[14] 李雪萍，陈艾. 社会治理视域下的贫困治理［J］. 贵州社会科学，2016（4）：86-91.

[15] 张奎力，李晓丽. 我国健康反贫困的政策演进及治理逻辑［J］. 中南民族大学学报（人文社会科学版），2021，41（7）：27-37.

[16] 黄薇. 医保政策精准扶贫效果研究：基于URBMI试点评估入户调查数据［J］. 经济研究，2017，52（9）：117-132.

[17] Yip W, Hsiao W. China's health care reform: A tentative assessment［J］. China Economic Review, 2009, 20（4）: 613-619.

[18] 白重恩，李宏彬，吴斌珍. 医疗保险与消费：来自新型农村合作医疗的证据［J］. 经济研究，2012，47（2）：41-53.

[19] 仇雨临，张鹏飞. 从"全民医保"到"公平医保"：中国城乡居民医保制度整合的现状评估与路径分析［J］. 河北大学学报（哲学社会科学版），2019，44（2）：128-138.

[20] 左停，李世雄. 2020年后中国农村贫困的类型、表现与应对路径［J］. 南京农业大学学报（社会科学版），2020，20（4）：58-67.

[21] 李华，高健. 城乡居民大病保险治理"因病致贫"的效果差异分析［J］. 社会科学辑刊，2018（6）：124-141.

[22] Yip W, Hsiao W C. Non-evidence-based policy: How effective is China's new cooperative medical scheme in reducing medical impoverishment?［J］. Social Science & Medicine, 2009, 68（2）: 201-209.

[23] Pan J, Tian S, Zhou Q, et al. Benefit distribution of social health insurance: Evidence from China's urban resident basic medical insurance［J］. Health Policy & Planning, 2016, 31（7）: 853-859.

[24] Zhou Q, He Q, Eggleston K, et al. Urban-rural health insurance integration in China: Impact on health care utilization, financial risk protection, and health status［J］. Applied Economics, 2022, 54（22）: 2491-2509.

[25] 洪灏琪，宁满秀，罗叶. 城乡居民医保整合是否抑制了农村中老年人健康损耗？［J］. 中国农村经济，2021（6）：128-144.

[26] 赵紫荆，王天宇. 城乡居民医保整合对农村居民城市定居意愿的影

响：来自中国劳动力动态追踪调查的证据［J］. 保险研究，2021（12）：97-119.

［27］李华，李志鹏. 城乡居民医保整合缓解农村因病致贫了吗［J］. 现代经济探讨，2021（7）：31-39.

［28］仇雨临，吴伟. 城乡医疗保险制度整合发展：现状、问题与展望［J］. 东岳论丛，2016，37（10）：30-36.

［29］中国人口与发展研究中心，贺丹. 中国健康扶贫研究报告［M］. 北京：人民出版社，2019.

［30］翟绍果，严锦航. 健康扶贫的治理逻辑、现实挑战与路径优化［J］. 西北大学学报（哲学社会科学版），2018，48（3）：56-63.

［31］陈楚，潘杰. 健康扶贫机制与政策探讨［J］. 卫生经济研究，2018（4）：23-25.

［32］汪三贵，刘明月. 健康扶贫的作用机制、实施困境与政策选择［J］. 新疆师范大学学报（哲学社会科学版），2019，40（3）：82-91.

［33］常进锋，胡奎. 探索新时期数字化健康扶贫长效机制［J］. 人口与健康，2021（11）：41-44.

［34］傅虹桥，袁东，雷晓燕. 健康水平、医疗保险与事前道德风险——来自新农合的经验证据［J］. 经济学（季刊），2017，16（2）：599-620.

［35］Yip W，Subramanian S V，Mitchell A D，et al. Does social capital enhance health and well-being? Evidence from rural China［J］. Social Science & Medicine，2007，64（1）：35-49.

［36］薛新东，刘国恩. 社会资本决定健康状况吗：来自中国健康与养老追踪调查的证据［J］. 财贸经济，2012（8）：113-121.

［37］王小林. 贫困测量：理论与方法［M］. 2版. 北京：社会科学文献出版社，2017.